『三訂　栄養と健康〔第2版〕』補遺

2024年2月　㈱建帛社

　2023（令和5）年5月に厚生労働省より「健康日本21（第三次）」が公表されたことを踏まえ，本書中の図表を次の通り差し替えます。

p.6　図1－3

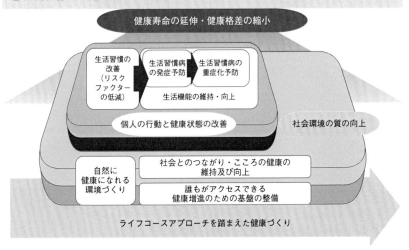

図1－3　健康日本21（第三次）の概念図

表5－2　健康日本21（第三次）の目標

項　目	現　状	目　標
①適正体重を維持している者の増加（肥満，若年女性のやせ，低栄養傾向の高齢者の減少） ※BMI18.5以上25未満（65歳以上はBMI20を超え25未満）の者の割合（年齢調整値）	60.3%（令和元年度）	66%（令和14年度）
②児童・生徒における肥満傾向児の減少	10歳（小学5年生） 10.96%（令和3年度） ※男子　12.58% 　女子　9.26%	令和5年度から開始する第2次成育医療等の提供に関する施策の総合的な推進に関する基本的な方針（以下「第2次成育医療等基本方針」という。）に合わせて設定 ※成育医療等基本方針の見直し等を踏まえて更新予定
③バランスの良い食事を摂っている者の増加 ※主食・主菜・副菜を組み合わせた食事が1日2回以上の日がほぼ毎日の者の割合	なし	50%（令和14年度）
④野菜摂取量の増加（平均値）	281g／日（令和元年度）	350g／日（令和14年度）
⑤果物摂取量の改善（平均値）	99g／日（令和元年度）	200g／日（令和14年度）
⑥食塩摂取量の減少（平均値）	10.1g／日（令和元年度）	7g／日（令和14年度）

三訂
栄養と健康 〔第2版〕

（公社）日本フードスペシャリスト協会 編

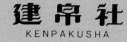
建帛社
KENPAKUSHA

初版まえがき

　フードスペシャリスト養成課程においては,「栄養と健康」2単位以上の履修が課せられている。これは,フードスペシャリストが食品の流通・消費の過程において,食品選別,調理をコーディネートする専門職であるからには,健康・栄養についても配慮が必要であろうという主旨に基づくものである。

　フードスペシャリスト養成の講座を置く大学・短期大学のなかには,栄養士または管理栄養士養成を併修するところも多く,多くの単位が栄養学に充当されているが,これらの大学・短期大学の栄養学は,最近の国民に多発する生活習慣病などの疾病予防に比重が置かれている。

　一方,フードスペシャリスト養成課程の「栄養と健康」は,質のよい安全な食品により,食生活をエンジョイし,よい健康・栄養を保持することを目的としている。

　換言すれば,栄養士教育の栄養学は,体内に対する栄養素の役割から過不足な栄養状態を究明するのに対し,フードスペシャリストの「栄養と健康」は食生活そのものを通じた健康・栄養の営みの学である。

　フードスペシャリスト協会が「栄養と健康」のテキスト作成を企画してから数年を経る。何回か試案が練られたが,いつも生化学的栄養学に終始した。ようやくこのたび意図していた平易で,実践性を帯び,かつ食品の機能性にも配慮した本書を出版することを得た。フードスペシャリスト養成に活用していただければ幸いである。

2004年3月

林　　淳　　三

三訂第 2 版の刊行にあたって

　本書は初版刊行後，「日本人の食事摂取基準」(以下，食事摂取基準)
2005年版・2010年版，食事バランスガイドの策定，食育基本法の公布を
受けた改訂版および改訂第 2 版を刊行した。そして，専門フードスペシャ
リストの創設，食事摂取基準 (2015年版) の策定を機に三訂版とし，さ
らに今般，食事摂取基準(2020年版)および授乳・離乳の支援ガイド(2019
年改定版) の策定に伴って三訂第 2 版とした。

　フードスペシャリストは従来の資格に加え，専門資格として専門フー
ドスペシャリスト (食品開発)，および専門フードスペシャリスト (食
品流通・サービス) が，2014 (平成26) 年度から新設された。フードス
ペシャリストおよび専門フードスペシャリストの資格認定試験では,「栄
養と健康」が試験科目分野として出題されている。これは，フードスペ
シャリストという食のプロフェッショナルにおいても，単に食品に関す
る情報だけを熟知していればよいのではなく，栄養と健康に関しても相
当の知識が求められることを意味している。

　食品の価値は，安全で美味しいものであることと同時に，ヒトの健康
の維持・増進に寄与することにある。現在の社会では，健康と食に関す
るさまざまな情報が氾濫している。これらの情報の真偽や有効性を的確
に評価して，よりよい情報を選択し良好な食環境を提供するためには，
基礎的でかつ新たな「栄養と健康」に関する正しい知識が求められる。
また，食事摂取基準 (2015年版) では，生活習慣病の重症化予防などに
対する新たな視点が加えられた。2020年版では，それらに加え，高齢者
の低栄養予防やフレイル予防も視野に入れて策定された。

　本書は，フードスペシャリスト養成課程の教科書として出版されてい
るが，「栄養と健康」に関する基礎的な学術入門書でもある。さまざま
な方々に，本書を有効に活用していただければ幸いである。

　2020年 1 月

責任編集者

目　次

1　健康と栄養

2　からだの仕組み

7　ライフステージと栄養

8 　生活習慣病と栄養

1 健 康 と 栄 養

★ 概要とねらい

　人はだれでも一生を通じて，生き生きと過ごしたいと願っている。健康であることは，この願いを叶えるために必要な条件である。健康に対して抱くイメージには個人差があるが，ここでは世界共通の健康の定義として，世界保健機関（WHO）が提唱する「健康の定義」を理解し，現代社会における健康について広い視野で考えたい。

　「適正な栄養摂取と食生活」「適度な運動」「適度な休養，睡眠」は健康を支える三本柱である。この柱のどれかがゆがんだり，傷んだり，抜けたりすると，健康を害することとなる。食生活の変化や社会環境の改善と医療の発達により長寿国となったわが国では，健康の維持・増進すなわち健康づくりが重要である。健康づくり施策として現在進められている「健康日本21（第二次）」では5つの基本的な方向が示されている。国民の一人ひとりが適切な食事・運動・休養ができること，自分で考え実施するための知識を身に付けること，実施を支援することのできる社会環境を整備していくことが必要であろう。

　生体のホメオスタシス（恒常性維持）は健康維持に大きく影響する。日常における生体リズム（バイオリズム）の乱れやストレスが過剰になればホメオスタシスに異常を来し，健康を害する。私たちの日々の食事とそこからの栄養摂取は，これらに大きくかかわっている。規則正しい食事，バランスのとれた食事，楽しく明るい雰囲気の食事は，私たちの健康をつくり，生き生きとした一生を支えてくれるであろう。

1. 健康とは

（1）健康の定義

　健康の定義は，1946（昭和21）年に発足した**世界保健機関（WHO）憲章**の前文に掲載されている。"Health is a state of complete physical, mental and social well-being and not merely the absence of disease or infirmity"（原文），「健康とは単に病気でない，虚弱でないというのみならず，身体的，精神的そして社会的に完全に良好な状態を指す」（日本語訳）。また，日本国憲法の第25条では「すべて国民は，健康で文化的な最低限度の生活を営む権利を有する」と，健康はすべての国民が有する権利であると示されている。

　「健康」と「健康でない（病気，死にいたる）」状態は，はっきり二分できるものではなく，中間的な健康状態にある人が多い（図1-1）。高齢者の多い社会では，ゆっくり進行する**慢性疾患**（生活習慣病）が多くなるため，「少々血圧が高めである」「肩が痛いので，肘より高く腕を上げられない」といった「半健康・半病気」的な状態の人はさらに多くなっている。「長年血糖・血圧など

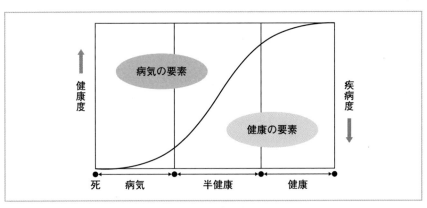

図1-1　健康の考え方

（塩川優一　健康増進に関する健康指標のとらえ方　公衆衛生　41（5）　医学書院　1977）

の健康管理に気をつけ，地域のボランティア活動に積極的に参加している」のように，疾患があっても上手に慢性疾患とつきあいながら，生き甲斐をもって生活しているのは，「健康」の定義に近い状況といえるであろう。多様化した社会では「健康」の定義についても，広くとらえていく必要がある。

（2）栄養と疾病・予防

　日本人の食生活は，第二次世界大戦後，高炭水化物・低脂質・低動物性たんぱく質という食事パターンから，脂質や動物性たんぱく質の摂取量の増加など，大きく変化した。食生活の変化，生活環境の改善，医学の進歩によって感染症が激減する一方で，がんや循環器疾患などの生活習慣病が増加し，疾病構造は大きく変化してきた。主な死因の年次推移（図1－2）をみると，悪性新生物〈腫瘍〉は一貫して増加しており，1981（昭和56）年以降死因順位第1位となっている。心疾患（高血圧性を除く）は，1985（昭和60）年に脳血管疾患にかわり第2位となり，その後も死亡数・死亡率ともに増加傾向が続いている。第3位

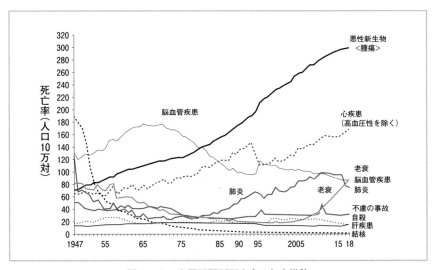

図1－2　主要死因別死亡率の年次推移
（厚生労働省　人口動態統計年報）

は脳血管疾患・老衰・肺炎など，高齢者に多い死因が占める。

　健康状態を示す指標に**平均余命**（へいきんよめい／へいきんよみょう），**平均寿命**がある。平均余命とは，ある年齢の人々が，その後何年生きられるかという期待値のことであり，平均寿命は，0歳児の平均余命のことである。わが国の平均寿命は，世界で高い水準を示しており，特に女性は1985（昭和60）年から今日まで，世界一の水準を示している。一方で出生率は伸び悩み，**人口構成**をみると高齢者の占める割合が高い。少子高齢社会となった現在のわが国では，疾病の予防，健康の維持・増進（一次予防）が大きな課題となっている。

2. 栄養とは

（1）栄養の定義

　栄養とは「生物が生命の維持・活動のために体外から必要な物質を取り込み，代謝し，健全な生命活動および生活活動を営むこと」であり，栄養素はこのときに取り込まれる「物質」と定義される。食事により体内に取り込んだ食品成分（栄養素）や体成分の分解を「**異化**」という。また，「**同化**」とは体成分の合成をさす。体内での「同化」と「異化」による物質交代を「**代謝**（生命現象）」という。

（2）栄養と人体構成

　人体は，食物から取り込んだ栄養素を中心として成り立っている。その成分割合は，年齢・性別・体格・栄養状態によって異なる（表1−1）。**人体構成成分の半分以上を占める水分の割合は，乳幼児期は高く，加齢とともに低下し**ていく。また，一生を通して男性の方が女性より高い。

　人体は，約37兆個の細胞で構成されている。細胞を取り巻く環境を内部環境という。外部環境の変化があっても安定した活動ができるように，内部環境を一定の状態に保つことを**ホメオスタシス**（恒常性・恒常性維持，p.20参照）という。健康な状態ではホメオスタシスが維持されており，疾病の発症は，何らか

表1－1　人体構成成分の割合（%）と分布

水　分	50〜60	細胞内液，細胞外液，血液
脂　質	16〜	皮下脂肪，細胞膜
たんぱく質	15〜18	筋肉，臓器，ホルモン，酵素
糖　質	1以下	グリコーゲン，血糖（グルコース）
ミネラル（無機質）	2〜5以上	細胞内液，細胞外液，骨，血液，ホルモン，酵素
ビタミン	微量	―

の要因によりホメオスタシスが破綻することによるといえる。

3．健康増進と栄養

（1）健康づくり施策

　高齢社会となった現在は，人生の長さすなわち長寿命に加え，その質の充実が望まれる。健康を支える三本柱は，**食事**（栄養）・**運動・休養**である。厚生労働省はこの三本柱を中心に据えた健康づくり施策を進めている。「健康づくり」は，国民一人ひとりが「自分の健康は自分で守る」という自覚をもち，行政がこれを支援する，という形が基本となっている。

　健康増進法（2002（平成14）年8月2日法律第103号）は，国民の健康維持と疾病予防を目的として制定された法律である。

（2）健康日本21

　日本の健康づくり対策は，「国民健康づくり運動（第一次国民健康づくり対策）」（1978〜87年），「アクティブ80ヘルスプラン（第二次国民健康づくり対策）」（1988〜99年）を通して，施設の設備や人材の育成・確保に力を入れ，大きな成果を上げてきた。2000（平成12）年度からは第三次国民健康づくり対策として「健康日本21」が実施された。健康日本21の目的は，壮年期死亡の減少，健康寿命の延伸および生活の質の向上を実現することである。生活習慣病およびその原

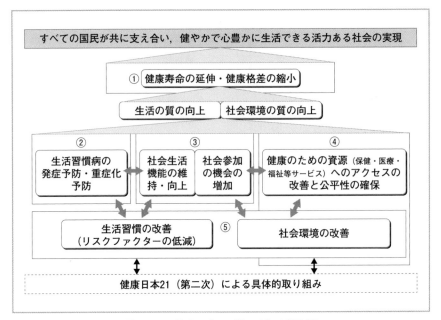

図1－3　健康日本21（第二次）の概念図

（厚生労働省健康局がん対策・健康増進課「健康日本21（第二次）について」　2012）

因となる生活習慣等の国民の保健医療対策上重要となる課題について，10年後を目途とした目標等を設定し，一次予防の観点を重視した情報提供等を行う取り組みを推進してきた。当初2010（平成22）年を最終年度として実施されたが，2005（平成17）年の中間評価を受けて2012（平成24）年度まで実施された。2011（平成23）年に最終評価が行われ，2012年6月にその評価を踏まえた第四次計画となる「**健康日本21（第二次）**」が策定された（p.109参照）。国民の健康づくりを円滑に進めるためには，**保健・医療・福祉システム**の中で専門職が連携・協力し合いながらそれぞれの役割・責任を担っていくことが求められる（図1－3）。

　健康日本21（第二次）の基本的な方向として，①健康寿命の延伸と健康格差の縮小，②主要な生活習慣病の発症予防と重症化予防の徹底，③社会生活を営むために必要な機能の維持および向上，④健康を支え，守るための社会環境の

整備，⑤栄養・食生活，身体活動・運動，休養，飲酒，喫煙および歯・口腔の健康に関する生活習慣および社会環境の改善，の5つが提案されている。

4．生活時間と生体リズム（バイオリズム）

（1）生体リズム（バイオリズム）と栄養

　生体リズムのうち，1日24時間を単位として繰り返される**日内リズムをサーカディアンリズム**という。ヒトにとって最も基本的な生体リズムであり，睡眠・覚醒（レム・ノンレム睡眠のリズムを含む），体温，神経系，内分泌系（ホルモン分泌）など多くの生理機能がこの日内リズムで動いている。

　不規則な生活，夜型の生活，昼夜逆転の生活による日内リズムの乱れにより，過眠や不眠などの睡眠・覚醒リズムの障害や不定愁訴，消化器系障害，感染症の罹患率の上昇などが起こる。また交代勤務（夜間勤務）や時差のある地域への急激な移動なども生体リズムに異常を起こしやすい。

　生体リズムには，明暗のリズムとともに，食事摂取が大きな影響を与えている。生体リズムを整え，体調不良を予防・早期回復するためには，規則正しい生活とともに，規則正しい食事が有効である。食事回数や食事時刻・所要時間および食事内容・食事量を規則正しくすることを心がけたい。

（2）ストレス対応と栄養

　カナダの生理学者ハンス・セリエは，生体に外部から与えられた刺激を「ストレッサー」，これによって引き起こされる生体の変化を「ストレス」と定義した。ストレスという言葉は，生体に悪影響を及ぼすものとして使われることが多いが，よい影響を与えるものもある。

　ストレッサーは，身体的（物理的，化学的，生物学的）あるいは心理的（精神的）とさまざまな刺激要因として分類されている。過剰なストレスは心や体に大きな問題を引き起こすことにつながるが，ヒトは恒常性維持作用のために，神経系・内分泌系・免疫系・血液循環系の統御システムをもち，少しぐらいの

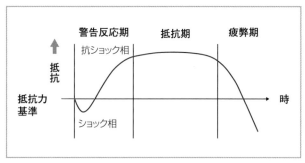

図1－4　ストレス反応曲線

ストレスでは疾患にかからないようになっている。

　生体はストレッサーの種類に関係なく同じような反応（汎適応症候群）を示す（図1－4）。この一連の反応は，警告反応期，抵抗期，疲弊期の3時期に区分され，ヒトの場合，ストレス反応は，心理的，行動的，身体的反応として現れる。ショック相では，ストレッサーのショックを受けはじめた時期であり，ショックに対応できていない。抗ショック相では，ホルモン系や自律神経系の活動により，ストレッサーに対する抵抗が高まりはじめ，抵抗期につながる。しかし，ストレッサーが強すぎたり，ストレス曝露時間が長すぎたりすると環境への適応能力が弱まり，最終的に破綻＝疾病罹患につながる。

　ストレス状況下ではさまざまなホルモン分泌が起こり，体内での異化（分解）が促進されるため，エネルギーをはじめストレスでより多く消費される栄養素（たんぱく質，糖質，ビタミンB₁，ビタミンC，ビタミンE，カルシウムなど）の補給を十分に行う。恒常性維持のためには1日3食の規則正しい食事，バランスのとれた食事，楽しく明るい雰囲気の食事が大切である。

2

からだの仕組み

　　ヒトのからだは，さまざまなレベルで構成された階層構造からなる。具体的には，原子レベル→分子レベル→細胞レベル→組織レベル→器官レベル→器官系（互いに協調）レベル→個体レベルという階層構造である。ヒトはこうした階層構造を維持しながら生命活動を行っている（生きている）。生きている我々の身体は，両親から受け継いだ遺伝情報をもとに1個の受精卵が細胞分裂を繰り返してできあがる。その結果，成人の身体は約37兆個の細胞から構成されることになる。人体の健康を栄養と関連付けて理解するためには，人体の仕組みを細胞レベルから組織，器官，器官系にわたって構造と機能の両面から理解する必要がある。

　　この章を通して，ヒトが「生きている」ことを特徴づけるものとして①個体の内と外を区別する境界の維持（防水・保湿と外傷からの保護），②運動（筋系と骨格系），③環境変化への感受性と応答性（神経系），④栄養の消化，代謝，吸収（消化器系，呼吸器系，心臓血管系），⑤老廃物の排泄（消化器系，泌尿器系），⑥生殖（細胞レベル（自己複製）と個体レベル（受精）），⑦成長（細胞数の増加），⑧器官系の相互協調といった8つの代表的な機能と器官系との関係を整理できるようにする。

　　そして，ヒトが「生きる」ために，①栄養素（生物エネルギーの産生，細胞や組織の構造素材），②酸素（栄養素の燃焼に必要），③水（液状成分，体重の60〜80％に相当），④体温（化学反応（代謝）の進行や，骨格筋の活動により発生），⑤外気圧（酸素（O_2）と二酸化炭素（CO_2）の交換）という5つの要素をどのように活用し調整するのかについて，その仕組みを理解できるようにする。

1．ヒトのからだの構成単位

（1）細胞と組織

1）細胞の構造と働きの理解

　細胞は生命を維持する最小の機能単位である。すべての細胞は，細胞膜により「境界」が形成・維持される。ヒトの体は約37兆個の細胞から構成される。ヒトの細胞の基本構造は，核，細胞質，細胞膜である（図2－1）。

　核は，細胞の中央部または下部に存在し，染色質（遺伝情報物質 DNA の集合）と核小体を有する。赤血球と血小板を除くすべてのヒトの細胞は核をもつ。

　細胞質は，核の外側と細胞膜の内側にある細胞物質のことで，多くの細胞活動が行われる場である。細胞質は，サイトゾル（細胞質基質），細胞内小器官，細胞内封入体の3つの主要要素からなる。

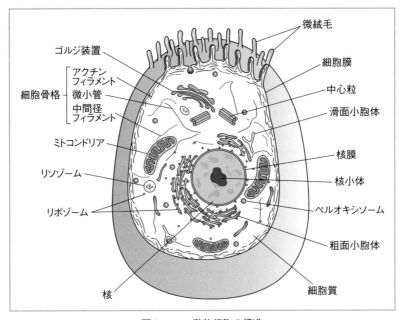

図2－1　動物細胞の構造

サイトゾルは，大部分が水で構成され栄養素を含むさまざまな溶質が溶けており，高い流動性を示す。

細胞内小器官は細胞の代謝装置であり，ミトコンドリア，小胞体，ゴルジ装置，などが含まれる。

ミトコンドリアは，栄養素に含まれる化学エネルギーの一部を，ATP（アデノシン三リン酸，生物エネルギーというべきもの）に変換する小器官である。ここでのATPの産生は，栄養素を燃焼させる酸素（O_2）を使用するため，細胞呼吸ともよばれる。

小胞体は，細胞内の循環型小胞輸送を担当する小器官である。そのうちリボゾームが付着した粗面小胞体は，たんぱく質の合成にかかわり，付着していない滑面小胞体はコレステロールの合成にかかわる。

ゴルジ装置は，粗面小胞体から送り込まれた分泌たんぱく質を膜で梱包し，分泌小胞として細胞内の適切な部位に配送する小器官である。この配送過程で，たんぱく質の糖修飾も行われる。

リソゾームは，生体で不要となった高分子体や外来の異物（細菌や有害物質）を，加水分解し消化する小器官である。

ペルオキシソームは，反応性の高い有害なフリーラジカルを過酸化水素（H_2O_2）および水に転化し，アルコールやホルムアルデヒドなどの有害化合物を酸化分解して解毒する小器官である。

細胞内封入体は，栄養素や細胞産物の貯蔵用顆粒体である。脂肪細胞における脂肪小滴，肝臓や筋細胞におけるグリコーゲン顆粒，皮膚や毛髪細胞におけるメラニン色素顆粒があげられる。

2）生体膜（細胞膜，核膜，細胞内小器官膜）

生体膜とは，細胞膜，核膜，細胞内小器官の膜に対する名称で，リン脂質を基本成分とするシートである。

① 生体膜の構造（4つの共通構造）

a．リン脂質の二重層：リン脂質は，2本の疎水性脂肪酸（尾部）と，親水性のリン酸系アルコール（頭部）をもつ分子である。水溶液中のリン脂質分子

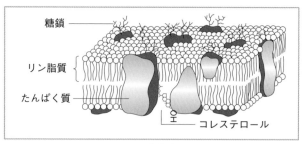

図2-2　生体膜の構造

は，疎水性の尾部同士が互いに向き合うことで水をはじき，親水性の頭部が水と接する特徴的なリン脂質二重層の構造となっている。この二重層構造は，流動性のある柔軟なシート状になり，物質の自由な透過を制限している。

　b．**コレステロール**：コレステロールは，膜脂質の約25％を占め，リン脂質とリン脂質のすき間に埋め込まれる。膜構造の安定性と流動性を保持する役目がある。

　c．**膜結合性たんぱく質**：膜結合性たんぱく質は，細胞膜の特殊機能を担当する。細胞膜内外で水溶性分子を輸送したり，生理活性物質の受容体や酵素や細胞接着分子として機能したりする。

　d．**糖質（糖脂質，糖たんぱく質）**：糖質は，脂質や膜たんぱく質に付加・修飾され，細胞同士の認識のためのシグナルとして機能する。

　②　**膜の流動性**　　生体膜を構成する成分の移動のしやすさのことである。膜の流動性は，リン脂質分子を構成する不飽和脂肪酸の含有量により左右される。脂質分子の横方向への速い流れは，膜たんぱく質を必要な場所まで運ぶことも可能にする。

　③　**膜輸送**　　細胞膜の最大の特徴は，物質の選択的透過性にある。この性質により，細胞に必要な栄養素や電解質などが選択的に細胞内に取り入れられる。また，有用な分子を細胞内にとどめ，不要な老廃物を細胞外に排出することもできる。細胞膜を通して起きる物質輸送の形式には，**受動的膜輸送**と**能動的膜輸送**の2つがある。

ａ．**受動的膜輸送（ATPを必要としない輸送）**：ATPの代謝エネルギーなしに物質が輸送される形式で，生体膜をはさんで物質濃度が高いほうから低いほうへ移動する輸送である。受動的膜輸送には，拡散と濾過がある。

　拡散は，物質が濃度勾配に従って，濃度の高いほうから濃度の低いほうへ膜を通過する方法である。「拡散」には「単純拡散」と「促進拡散」の2形式がある。脂溶性の分子（酸素，二酸化炭素，ステロイド，脂溶性ビタミン，アルコール，尿素など）の場合，細胞膜の脂質部分に直接溶け込みながら単純な濃度勾配により細胞膜を通過することを**単純拡散**という。

　一方，水溶性の分子（グルコースなど）やイオン（Na^+，K^+，Cl^-など）の場合は，膜たんぱく質担体（キャリアー）または膜たんぱく質チャネルの働きにより促進的に細胞膜を通過することを**促進拡散**という。代表的なものとして，グルコーストランスポーター（GLUT）やイオンチャネルがある。水分子は単純に浸透する単純拡散と，アクアポリンという特殊な膜たんぱく質チャネルを介して細胞膜を通過する促進拡散とがある。

　濾過は，血液の静水圧によって水や小さな分子サイズの溶質が毛細血管壁を通過する方法である。特に腎臓において毛細血管から尿細管への物質移動は濾過による。

　ｂ．**能動的膜輸送（ATPを必要とする輸送）**：ATPの代謝エネルギーを活用して物質を輸送する形式をいう。多くの場合，特定の物質がその濃度勾配に逆らって選択的に輸送されることが特徴である。そのためのエネルギーとしてATPの加水分解が必要となる。代表的なものにナトリウム（Na^+）-カリウム（K^+）ポンプがある。直接的なATPの加水分解を伴わない能動輸送の例として，小腸粘膜で働くナトリウム依存型グルコース共輸送体（SGLT）がある。

　ｃ．**小胞輸送**：能動輸送とは別に，ATPの代謝エネルギーを利用した小胞輸送がある。**小胞輸送**には，ホルモンや粘液など細胞産物を細胞内から細胞外へ放出する**エキソサイトーシス**と，細胞外の物質を細胞内へ取り込む**エンドサイトーシス**がある。エンドサイトーシスのうち，細菌や死滅細胞をまるごと取り込む過程を**ファゴサイトーシス**（食作用）と呼び，たんぱく質や脂肪を含む

表2－1　組織の種類

上皮組織	からだの表面や器官の内外を覆う組織。外部からの刺激を感じ取り，体表や器官を保護し，物質の吸収や分泌を行うことが主な機能。細胞同士は密接して並び，血管は通っていない。
支持組織	各組織や器官の間を埋めてつなぎ合わせる組織。細胞と細胞の間には大量の細胞間質（細胞外マトリックス）が存在する。線維性結合組織のほか，骨組織や軟骨組織のようにからだを支えたり保護したりする役目の固形形態と，血液やリンパ液のような液性の形態がある。
筋組織	自分の意思では動かせない不随意筋と，自由に動かせる随意筋に分類される。不随意筋には内臓器管の運動を担う平滑筋と心筋が属し，随意筋にはからだを動かすための骨格筋が属す。
神経組織	中枢神経（脳と脊髄）と，そのほかの末梢神経を構成する組織。神経情報の伝達を担うニューロン(神経単位)と，ニューロン間を埋めるグリア(神経膠)が属する。

細胞外液を飲み込む場合を**ピノサイトーシス**（飲作用）と呼ぶ。特定の物質と結合する細胞膜上の受容体を介したエンドサイトーシスもある。この形式で特異的に取り込まれる物質には，酵素やある種の生理活性物質（インスリンや神経成長因子NGFなど），コレステロール，トランスフェリン鉄，ラクトフェリン，低密度リポたんぱく質（LDL），インフルエンザウイルスなどがある。

3）ヒトの組織：上皮組織，支持組織，筋組織，神経組織

　同じ構造と機能を有する細胞の集団を組織という。組織には基本的に4種類のタイプがある。4種類の概要として，覆う機能の上皮組織，支える機能の支持組織，動かす機能の筋組織，制御する機能の神経組織となる（表2－1）。

（2）器官・器官系

1）器　　官

　2種類以上の型の組織が組み合わさって，特定の機能を営む。ヒトが食べ物を消化し吸収するような複雑な機能は，器官レベルになってはじめて果たせる。

2）器官系の種類と役割

　複数の器官が連携・協調して器官系をつくりあげる（図2－3）。ヒトの器

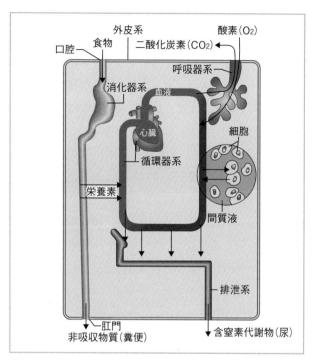

図2－3　器官系の相関

官系は生物学的な進化の概念から，2つに大別できる。ひとつは生命維持に関わる基本的なシステムで植物にも共通する**植物性器官系**，もうひとつは動物に特徴的な**動物性器官系**である。それぞれには下記の器官系を当てはめられる。

・植物性器官系：消化器系，呼吸器系，循環器系，泌尿器系，生殖器系
・動物性器官系：運動器系，神経系，感覚器系

① **消化器系**　　消化器系は，口腔から肛門までのヒトの身体のなかを貫く1本の**消化管**と，それに付属する**消化腺**（唾液腺，膵臓，肝臓，胆のう）からなる。消化管の全長は約7～8mで，ヒトの身長の約6倍の長さである。消化器系を構成する器官は，口腔，食道，胃，小腸（十二指腸，空腸，回腸），大腸（盲腸，虫垂，上行結腸，横行結腸，下降結腸，S状結腸，直腸），肛門である。消化器系の働きは，外界から摂取した食べ物を分解・消化し，体内で必要な生成

物を血液に溶解し全身の細胞に分配することである。この過程で消化されず消化管に残った不要物は，糞便として排泄される。一般にヒトの消化活動は，口腔で始まり小腸で完了する。それ以降の消化器官は主に水分の吸収を行う。それ以外に大腸に生息する腸内常在菌が独自の消化を担当する。

②　**呼吸器系**　呼吸器系は，**鼻，鼻腔，咽頭，喉頭，気管，気管支，肺**から構成される。呼吸器系は，たえず外界から身体に酸素（O_2）を取り込み，体内の二酸化炭素（CO_2）を排出する。これは個体レベルでの酸素と二酸化炭素（CO_2）のガス交換であり，**外呼吸**とよばれる。このガス交換は循環器系と協調して行われる。外呼吸での実際のガス交換の場は，肺の中に広がる肺胞である。肺胞の外側は，毛細血管が網目状に覆っている。肺胞内の空気と毛細血管内の血液は，それぞれの極薄な細胞膜（呼吸膜）により仕切られる。ガス交換は，この呼吸膜を通して単純拡散により行われる。身体で行われるガス交換には上記の外呼吸に加えて，組織と毛細血管との間で行われる**内呼吸**（組織呼吸）がある。呼吸器系はこのガス交換のほかに，外界からの空気を清浄化し，ほこりやウイルスなどの有害物質を排除する働きもする。

③　**循環器系**　循環器系は，血液とリンパ液を体内で循環させて生命活動の恒常性維持（ホメオスタシス）に必要な物質を運搬する系である。この系は，血液を運ぶ心臓血管系と，リンパ液を運ぶリンパ系の2系統がある。

a. 心臓血管系：心臓は2つの心房と2つの心室からなる。心房は血液が戻ってくる部屋で，心室は血液を送り出すポンプの役目をする。左心室は全身に血液を送り出す強力なポンプである。

心臓から送り出される血液が通る血管を**動脈**，心臓に戻ってくる血液が通る血管を**静脈**という。動脈と静脈は，末端で毛細血管という透過性の高い極細の血管と連結している。毛細血管と組織細胞との間は間質液（組織液）で満たされており，間質液を介して水や溶質が移動する。

心臓血管系を構成する循環には，**体循環**（大循環）と**肺循環**（小循環）の2つがある（図2−4）。

その他の特殊な血液循環としては，**門脈循環**がある。静脈のうち消化器官，

体循環（大循環，左心系）：心臓と全身の循環

心臓 → 大動脈（動脈血＋O_2）→ 毛細血管 → 大静脈（静脈血＋CO_2）→ 心臓

※循環時間は50〜60秒，体循環の血圧は，約80〜120　mmHg

肺循環（小循環，右心系）：心臓と肺の循環

心臓 → 肺動脈（静脈血＋CO_2）→ 肺 → 肺静脈（動脈血＋O_2）→心臓

※循環時間は約4秒，肺循環の血圧は，約10〜25mmHg

注）二酸化炭素（CO_2）を含む静脈血が心臓から肺へ送り出されるので，通る血管は肺動脈とよばれる。

図2－4　体循環（大循環）と肺循環（小循環）

膵臓，脾臓からの静脈血はすべて門脈に集められ，肝臓に流れ込む。食後，消化管で吸収された大量の栄養物はほとんど門脈に入り，肝臓内に運ばれ処理される。その後，肝臓の血液は，心臓に戻される。

　b．リンパ系：リンパ系は，リンパ管とリンパ節からなり，血管に収容しきれない体液を回収する。リンパ系の役割は主に次の3つである。

　・組織中に余った間質液（組織液）を回収する。

　・腸管で吸収した食事由来の中性脂肪等の脂溶性成分を静脈まで運ぶ。

　・リンパ液中の異物を濾過・除去し，細菌などを免疫駆除する。

　④　**泌尿器系**　　泌尿器系は尿の生成と排泄を行い，消化器系や呼吸器系と並び物質交換を行う内臓器官である。そのため泌尿器系は循環器系と協調する。泌尿器系は，左右一対の**腎臓**と**尿路**（尿管，膀胱，尿道）からなる。腎臓は尿の生成を通して血液の液性成分（血漿成分）を調整・浄化する唯一の器官で，体液の恒常性を維持するために最重要な働きをする。腎臓は血圧調節を制御するレニンを産生し，骨髄での赤血球産生を促すエリスロポエチンを分泌する。

　⑤　**生殖器系**　　生殖器系は，生殖細胞（卵子と精子）の新生，受精，その発育にかかわる。生殖器系は，生殖細胞を形成する生殖腺（卵巣と精巣）と，

表2－2　生殖器系の分類

女性生殖器系		男性生殖器系	
内生殖器	外生殖器	精巣	副性器
・卵巣（卵子を形成） ・管腔系（卵管，子宮，腟）	陰唇，陰核，前庭球，大前庭腺	・精細管（精子を形成する） ・間細胞（テストステロンを分泌）	・精路（精子の体外への輸送：精巣上体，精管，尿道） ・付属生殖腺（精液の分泌：前立腺，精囊，尿道球腺） ・外生殖器

その他の付属生殖器官からなる（表2－2）。

　⑥　**運動器系**　　運動には，意思によって自由に動く**随意運動**と，意思によらない**不随意運動**の2種類がある。随意運動は，骨と骨格筋，腱，関節を連動させた自由な動きである。一方，不随意運動は，心臓壁の心筋による動きと，胃腸管壁や血管壁，膀胱などの内臓壁の平滑筋による動きをさす。一般に，**運動器系**とは随意運動を起こす器官系をさす。運動器系は，感覚器系と神経系と協調して働く。感覚器系で受けとめた情報が，**中枢神経系**（脳と脊髄）で処理・判断され，そこから出された指令情報が，**末梢神経系**（運動ニューロン）を介して骨格筋に伝えられる。

　⑦　**感覚器系**　　感覚器系は，さまざまな環境の変化をとらえてその情報を脳に伝える働きをする（表2－3）。個々の感覚器官は，環境変化のある特定の刺激に対して反応する。

　⑧　**神経系**　　神経系は，感覚系（表皮，内臓）と運動系（筋肉）をつなぐ連絡路である。神経系には3つの主要な働きがある。また，神経系の構成について，図2－5にまとめた。

・感覚受容器が外界や体内の変化を刺激として受け取り，その感覚情報を中枢系に送信する。感覚器系が担当する。

・中枢系は，送られてきた感覚情報を処理して解釈した後に，どのように反応するべきか決定する。中枢系が担当する。

・中枢系が決定した反応情報を，筋肉や分泌腺に出力し適切な反応を起こさせる。運動系が担当する。

表2－3　感覚の種類

感覚の種類		感覚器官	感覚の質（例）
特殊感覚	視覚	眼（網膜）	赤，青，黄色
	聴覚	耳（コルチ器官有毛細胞）	高音，低音，快適音
	味覚	舌（味蕾）	おいしい，甘い，塩辛い
	嗅覚	鼻（嗅上皮）	快適な香り，臭気
	平衡覚	耳（前庭器官，半規管）	姿勢，頭の位置や向き
体性感覚	皮膚感覚	皮膚	触覚，圧覚
			温覚，冷覚
			痛覚，かゆみ
	深部感覚	筋肉，腱，関節	位置覚，痛覚
内臓感覚	臓器感覚	内臓	空腹感，尿意，便意
	内臓痛覚	内臓	痛覚，むかつき

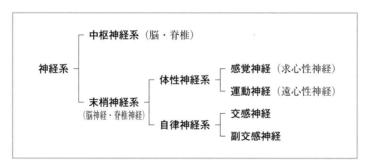

図2－5　神経系の構成

　神経系は，内分泌系と協調して生体の恒常性の維持（ホメオスタシス）を調節する。神経系による制御は電気的信号を介し，きわめて迅速に（秒レベル）情報伝達を行う。一方，内分泌系では血流に乗ったホルモンが標的細胞に作用するため，効果が出るまで時間がかかる（分〜時間レベル）。

　神経系を構造と機能に分けて区分すると次のようになる。

【構造に基づく分類】
　中枢神経系（脳と脊髄）：神経系の統合と司令本部で頭蓋腔と脊柱管にある。
　末梢神経系：中枢神経から外側の末梢組織に伸びた神経で，脳から出る脳神
　　　　　　経と脊髄から出る脊髄神経がある。
【末梢神経系の分類】
　体性神経系：骨格筋を意識的（随意的）に動かす神経系である。通常，運動
　　　　　　神経という。
　自律神経系：心臓の心筋，内臓の平滑筋，外分泌腺（消化液など），内分泌腺
　　　　　　などを自動的（不随意的）に動かす神経系で，交感神経と副交
　　　　　　感神経に分かれる。交感神経と副交感神経は，ひとつの臓器に
　　　　　　対し互いに拮抗的に作用することが多い。
【機能に基づく末梢神経系の分類】
　感覚系：末梢の感覚受容器官から中枢神経系へ神経情報を伝える求心性の神
　　　　　経である。通常，感覚神経といい，体性神経に分類される。
　運動系：中枢神経系から末梢の筋組織や分泌腺組織に神経情報を伝える遠心
　　　　　性の神経である。

2．からだの働きの調節

（1）からだの内部環境の恒常性維持（ホメオスタシス）
　1）体液とその組成
　　からだをつくる個々の細胞は，体液で囲まれた環境で活動しており，良好な
体液環境の維持が，体内の細胞が適正に生きるために必須となる。体内の水分
量（体液量）はおおよそ図2－6のような割合で区分される。健常な成人の場
合，女性ならば体重の50%，男性ならば体重の60%相当を水分が占める。
　2）ホメオスタシス（恒常性の維持）
　　ヒトのからだは，その状態が比較的狭い範囲内でたえず変動しながら適切な
安定性を維持できる。この能力をホメオスタシス（恒常性維持）という。温度，

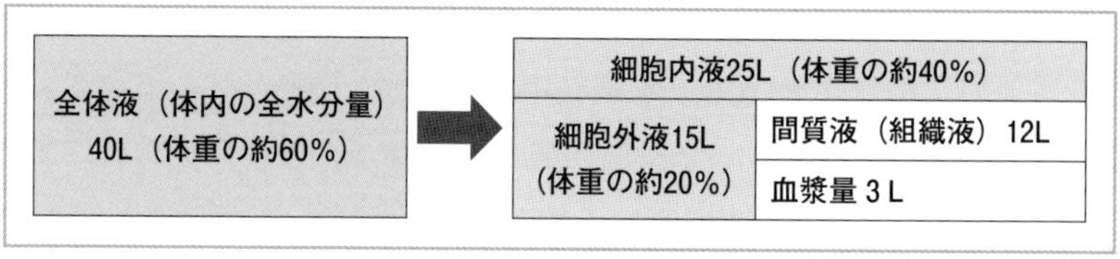

全体液（体内の全水分量）40L（体重の約60%）	→	細胞内液25L（体重の約40%）	
		細胞外液15L（体重の約20%）	間質液（組織液）12L
			血漿量3L

図2－6　体重70kgの成人男性の体液量

pH，グルコース濃度，酸素など細胞外の環境条件に合わせて，神経系と内分泌系がホメオスタシスを調整する。

ホメオスタシスは下記の3つの構成要素により制御される。

① 外界の変化を「刺激」として認識し応答する受容体（センサー）

② 受容体から調節中枢（脳や脊髄）への情報の伝達（求心性経路）

③ 調節中枢から効果器（筋肉や分泌腺）への情報の伝達（遠心性経路）

ホメオスタシスの調整には，効果器の働きが適正に抑制される仕組み（負のフィードバック作用）が必須となる。

① **体温調節**　生体内の代謝は適正な温度環境でのみ起こる。ヒトの場合，外気温が変化しても体温はある狭い範囲の間で保たれる。そこで，生体は外気温の変化を感受して，熱の産生と放散を調節し体温の恒常性を維持する。

ヒトの**体温**は，機能的に核心温度（深部温度）と外殻温度に分けられる。

核心温度（深部温度）は，脳や内臓器官など体内の深部での温度である。核心温度は外界温度に影響されにくく，視床下部にある体温調節中枢の制御により一定に保たれる。体内では栄養素の代謝反応の過程で熱が産生される。代謝が盛んな骨格筋や肝臓では熱産生がとくに高い。

外殻温度とは，皮膚や四肢の組織など体表の温度をさす。体表は外界と直接触れているため，外気温の変化に影響を受けやすい。外気温の変化は皮膚の温度受容器により感受され，その情報は視床下部に伝えられる。外気温が低い場合，交感神経が興奮し血管や汗腺の収縮により皮膚からの放熱を抑えると同時に，ふるえなどの筋肉活動により熱産生を起こし，体温を維持する。一方，外気温が高い場合，血管の拡張や発汗により放熱が盛んになる。

② **呼吸の調節**　　呼吸は，空気中の酸素（O_2）を体内に取り入れ，体内で産生された二酸化炭素（CO_2）を空気中に出すガス交換のことである。体内に取り入れた酸素はグルコースや脂肪酸など栄養素の燃焼に使われ，エネルギーのほかに水や二酸化炭素が産生される。

　呼吸は，血液中の酸素と二酸化炭素が刺激となって調節される。大動脈と頚動脈にあるセンサーが，血液中の酸素濃度の変化を敏感に感知しその情報を脳へ伝える。血中の二酸化炭素濃度を感知するセンサーは，呼吸中枢の橋とこれに続く延髄にある。

　ヒトの呼吸には外呼吸と内呼吸があり，これらは循環器系を介してつながっている。外呼吸は肺呼吸ともよばれる。外気を鼻腔または口腔から肺に取り入れ，肺胞とその周囲の毛細血管との間で酸素と二酸化炭素のガス交換を行う。

　内呼吸は細胞呼吸ともよばれる。全身に運ばれる動脈血と各組織の細胞との間で，酸素と二酸化炭素のガス交換を行う。

　a．酸素の運搬：血液中での酸素の運搬は，赤血球の中のヘモグロビンが担当する。1分子のヘモグロビンは4分子の酸素と結合する。

　b．二酸化炭素の運搬：血液が運ぶほとんどの二酸化炭素は赤血球内に拡散吸収される。赤血球中の二酸化炭素は，炭酸脱水素酵素の作用によりすみやかに炭酸（H_2CO_3）に変えられ，さらに重炭酸イオン（HCO_3^-）と水素イオン（H^+）に解離する。解離した重炭酸イオンの$2/3$は静脈血漿中に移動し，$1/3$は赤血球中に存在する。また赤血球中に吸収された二酸化炭素の一部は，直接ヘモグロビンと結合しカルバミノヘモグロビンを形成する。末梢組織で産生される二酸化炭素は上記の形態で肺まで運ばれる。

③ **尿の調節**　　ヒトの左右の腎臓には1日あたり1,600Lもの血液が流れ込む。その血液は腎臓の**糸球体**（毛まり状の毛細血管）で濾過され，**原尿**となる。糸球体で1日に濾過される血漿量は約150Lになる。原尿が尿細管に送られると，体内に必要な物質（グルコースやアミノ酸，Na^+など）が，選択的に水とともに血液中へ再吸収される。一方，アミノ酸や核酸の代謝により生成される含窒素廃棄物（尿素，尿酸，クレアチニン）は，ほとんど原尿中に残る。さら

表2－4　主要な血漿成分の糸球体での濾過量と尿細管での再吸収量

血漿成分	1日の糸球体濾過量	1日の尿中の量	1日の尿細管再吸収率
水	150L	1.5L	99%
Na$^+$	630g	3.2g	99.5%
グルコース	180g	0 g	100%

に，血液中の不要な物質（K$^+$，H$^+$，アンモニア，クレアチニンなど）が原尿中に分泌されて，最終的な尿となる。

　尿量は健常人で1日800～1,600mLである。腎臓で生成する尿量を調節することにより，体液の量やpH，浸透圧の恒常性を維持している。腎臓における代表的な尿量や体液の調節機序は下記の三つがあげられる。

　a．浸透圧の調節（抗利尿ホルモン（バソプレシン））：多量の発汗や嘔吐，下痢により体内の水分（体液）量が減少すると，体液の浸透圧が高くなる。この変化は視床下部の浸透圧受容器を刺激し，脳下垂体後葉からの抗利尿ホルモンの分泌を促進する。血液中の抗利尿ホルモンは，腎臓での水の再吸収を高め，尿量を減らす。このとき再吸収された水は血液量を増加させ，浸透圧が下がる。反対に体液量が過剰な場合には，抗利尿ホルモンの分泌は抑えられ，その結果腎臓での水の再吸収は減少し多量の尿が排出される。

b．血圧，体液量の調節：心臓の圧受容器が血圧の低下を感受すると，その情報を視床下部に伝えて抗利尿ホルモンの分泌を促進させる。その結果，腎臓での水の再吸収が促進されて体液量を増やし，尿量を減らす。

　また，血圧が低下すると腎臓内に流入する血流量が減少する。この変化は腎臓の圧受容器によって感知され，腎臓からのレニン分泌が促進される。レニンは，昇圧ホルモンであるアンジオテンシンIIの産生を促す。アンジオテンシンIIは直接血管を収縮させて血圧を上げる。また，アンジオテンシンIIは，副腎皮質に作用して血中へのアルドステロンの分泌を促す。アルドステロンは，腎臓でのナトリウムイオン（Na$^+$）と水の再吸収を促進させる。その結果，血液量が増大し血圧が高まると同時に，排出される尿量は減少する。

　c．体液の酸塩基平衡（pH）の維持：人体の細胞が正常に機能するために，

体液の pH は弱アルカリ性のきわめて狭い範囲（7.35〜7.45）に維持される。体内の代謝活動はさまざまな酸性物質（乳酸，脂肪酸，リン酸など）をつくり，体液中に水素イオン（H^+）を放出する。その結果，体液の pH を酸性寄りに傾ける。この pH の変化を適正化するために，体液緩衝系，呼吸器系，腎臓系の３つの緩衝系が働く。

　体液（主に血漿）緩衝系は，化学的な緩衝物質が，増加した遊離の水素イオン（H^+）とすみやかに化学結合して，低下した pH 変化を適正化する。化学的な緩衝物質は，重炭酸イオン（HCO_3^-），たんぱく質（アルブミンなど），リン酸イオン（PO_4^{3-}）である。

　細胞の代謝産物である二酸化炭素（CO_2）は，ほとんど赤血球に取り込まれ，細胞内で重炭酸イオンに変換される。この重炭酸イオンが，体液（血漿）中の過剰な水素イオンと結合して二酸化炭素に変換され，肺から排出・除去される。こうした呼吸器系による血液の pH 補正は，数分〜数十分以内に行われる。

　代謝の過程で生ずる過剰量の酸性物質とアルカリ性物質の両方を，体内から排出除去できるのは腎臓だけである。腎臓は，血中の過剰な水素イオンやアルカリ性のアンモニアを尿中へ排出し，重炭酸イオンを再吸収することで体液の pH を調整する。排出される尿の pH は，食事内容や身体の状態に応じて4.5〜8.0の範囲で大きく変動する。こうした腎臓系による血液の pH 調整は，数時間〜数日かかる。

3）神経・ホルモンによるからだの働きの調節機序

① **神経系**　神経を構成する基本単位をニューロン（神経細胞）という。長い繊維状に伸びたニューロンの終末端は，標的細胞とシナプスを形成する。**シナプス結合**には，二つの細胞間を隔てる非常に狭い空間（シナプス間隙）がある。標的細胞は，別のニューロンや筋細胞，腺細胞である。ニューロンは，受けた刺激を電気信号的な情報に変換し，すばやく終末部に伝達する。すると終末部からシナプス間隙に，神経伝達物質（例：アセチルコリン，グルタミン酸，GABA，ノルアドレナリン，セロトニン，ドーパミン）が放出される。神経伝達物質は"速やかに"シナプス間隙の反対側の標的細胞にのみ拡散し，その細胞

膜上の受容体たんぱく質を“選択的に”活性化する。

② **内分泌系**　　内分泌細胞で産生されるホルモンは，細胞外液に分泌され，血液を介して全身を循環する。特定のホルモンに反応する器官や細胞は限定されており，**標的器官，標的細胞**とよばれる。これはホルモンの作用が，標的細胞に存在する特異的な受容体に結合してはじめて発揮されるためである。ホルモンと結合する特異的な受容体は，標的細胞の細胞膜上あるいは細胞内に存在する。またシナプス間隙を瞬時に移動する神経伝達物質と異なり，ホルモンは血中を循環しながら移動するためその反応は緩慢で持続的である。

神経伝達物質とホルモンの違いは，標的細胞への輸送のされ方と移動距離の違いである。したがって，同じ生理活性物質が神経伝達物質とホルモンの両方の機能を発揮する場合がある。例えばノルアドレナリンは，交感神経の終末部から放出される場合に神経伝達物質として機能し，副腎髄質から分泌される場合にホルモンとして機能する。一般に，視床下部や脳下垂体後葉，副腎髄質内の特殊なニューロンが血中に分泌する生理活性物質を**神経ホルモン**と呼ぶ。

（2）食欲の調節

食欲の基本は，不足している生体内のエネルギーを摂取することにある。体内のエネルギーがどのくらい足りないのか（空腹感），または足りているのか（満腹感）について脳が判断している。しかし，ヒトの食行動にはエネルギーの充足以外に，「おいしさ」という報酬（期待）や「体型や容姿」に対する心理的な要素も複雑に絡み合う場合がある。

1）摂食中枢と満腹中枢

本来，ヒトの体重はある範囲内で一定に保たれるように，食欲が調節されている。大脳の最も深い部分にある視床下部に，食欲を調節する中枢がある。一般に，視床下部の**食欲中枢**は，**摂食中枢**（食欲がわく，視床下部外側野）と**満腹中枢**（食欲を抑える，視床下部腹内側核）からなる。

視床下部は食欲を制御する一方で，大脳辺縁系（特に扁桃体）とつながり食べ物に対する「好き・嫌い」という感情を生む。また，空腹時に視床下部の摂

食中枢が食欲を感じるとき，大脳基底核（特に側座核）の報酬系が同時に強く活発化する。おなかが空いているとき，「食べ物」は報酬（期待）となって食欲をより強く引き出し，「食べる」という行動が引き起こされる。この報酬系から分泌される重要な物質が**ドーパミン**である。報酬系は，食後の満足感やおいしさから生まれる至福感とも関連する。

2）血糖値，肥満，やせ

体内の短期的なエネルギー量の状況は，**血液中のグルコース濃度（血糖値）**で判定される。血液中のグルコースは，脳内に入り脳脊髄液の成分となる。血糖値が下がると脳内グルコース濃度が低下し，摂食中枢のグルコース感受性ニューロン（空腹ニューロン）が働き食欲を引き出す。対して，食後に血糖値が上昇すると，脳内で増加したグルコースが満腹中枢のグルコース受容ニューロン（満腹ニューロン）を興奮させ食欲が低下する。

食後に増加した血中グルコースは，さまざまな細胞内に取り込まれてエネルギー源として使用される。細胞内で使用しきれなかったグルコースは，膵臓から分泌された**インスリン**の作用により，肝臓，骨格筋，脂肪細胞において貯蔵用のエネルギー物質（グリコーゲンと脂肪）に変換される。したがって必要以上に糖質などを摂取し，インスリンが多く分泌されるような状況（過食）では，脂肪の貯蔵が増えて肥満になりやすくなる。肥満には，脂肪がたまる部位により，内臓脂肪型肥満と皮下脂肪型肥満の2つのタイプがある。

肥満と並んで現代の食欲に関する深刻な問題は，**摂食障害**である。これは肥満の逆で，体重が減りすぎてやせになる。この問題は，特に先進国の30歳以下の女性に多い。摂食障害の原因は，食欲の異常というより精神性失調の部分が大きく，「やせた体型」を理想とする現代の社会的および心理的な背景が強く影響する。代表的な摂食障害は，**神経性食欲不振症（拒食症）**と，**神経性大食症（過食症，むちゃ食い）**である。

3）グレリンとレプチン

食欲を調節する因子として，上記の血糖やインスリンのほかに重要なホルモンがいくつかある。

① **グレリン**　グレリンは胃や消化管で産生されるホルモンで，胃のなかが空（空腹）になると血液中に分泌される。分泌されたグレリンは，脳内に入り視床下部の弓状核に作用して摂食中枢を活性化する。その結果，食欲が引き起こされる。グレリンには，成長ホルモンの分泌促進を介して血糖値を上昇させる役割もある。空腹時に血液中のグルコース（血糖値）濃度が低下すると，グレリンとグルコース感受性ニューロン（摂食ニューロン）が協調して，短期的に食欲を高めることになる。

② **レプチン**　レプチンは，脂肪細胞から血液中に分泌されるホルモンで，脳内に入り摂食中枢の働きを抑える。その結果，食欲が抑えられる。同時に，レプチンは視床下部の満腹中枢にあるグルコース受容ニューロン（満腹ニューロン）を興奮させ，食欲を抑える。血液中のレプチンは，脂肪細胞（体脂肪）の量に比例して増減する。したがって視床下部は，体内での脂肪（エネルギー）貯蔵量レベルを，レプチンの分泌量で把握している。このことから，レプチンは，体脂肪（体重）が必要以上に増減しないよう，長期的に食欲を調整していると考えられる。ただし過食が原因で体脂肪が増えすぎ肥満になると，血液中のレプチンは多くても食欲を抑える作用を発揮できない状況になる（レプチン抵抗性）。この場合，時間をかけてある程度まで体脂肪を落とすと，再びレプチンの食欲抑制作用が働きはじめる。

3．消化と吸収

　食べ物は消化管を移動するとき，消化管の粘膜表面の上皮細胞とのみ接触する。消化管は，入り口の口腔と出口の肛門の両側で外界に開かれている1本の管である。言い換えると，食べ物の通り道である消化管の内側（中空側）は，からだの外界である。そこで，外界側で食べ物が消化されて小さな分子になった後，消化管の粘膜上皮細胞を通して血液中に吸収される仕組みが栄養素を摂取する上で最重要となる。

（1）消化管の働き

消化管と消化酵素について図2−7にまとめた。

1）食べ物をかむ：口腔→咽頭

口の中に運び込まれた食べ物は，口腔内で機械的・化学的な消化が始まる。硬い歯で噛み砕かれた食べ物は，唾液と混ぜ合わさり嚥下しやすい状態になると，咽頭・食道を経て一気に胃まで降りてくる。また唾液中に味成分がしみ出ると味覚を起こすと同時に，唾液アミラーゼがデンプンの一部をデキストリンやマルトースに分解する。さらに唾液リゾチームや抗体（分泌型 IgA など）が抗菌作用を発揮する。唾液の成分の99.5％は水で，pH＝6〜7の中性である。1日に0.5〜1.5L 分泌される。

咀嚼に必要な一連の作業には，口や舌や食道の絶妙な動きを制御するさまざまな神経の協調が必須となる。

2）食べ物を消化し，栄養素と水分を吸収する

ここからが，いわゆる食べ物の消化と血液中への吸収にかかわる流れとなる。

① **胃の働き（食べ物の殺菌と腐敗防止，保管）**　胃のなかに入った食べ物は，胃の蠕動運動により胃液と混和され粥状になる。胃の主要な役割は，一時的に大量の食べ物を4〜6時間保管することにある。胃は平滑筋の袋で拡張できるので，1〜1.5L くらいの飲料物が収まる。このとき胃液の塩酸（pH＝1〜2の強酸性）とペプシン（たんぱく質分解酵素）は，食べ物中のたんぱく質をおおまかに断片化する。同時に，胃液は食べ物に付着した細菌を殺菌し，腐敗細菌の酵素などを変成・分解して胃内容物の腐敗を防ぐ。実際に，ヘリコバクター・ピロリ（ピロリ菌）を除いてほとんどの細菌は胃液存在下では生存できない。胃内容物は時間をかけて少量ずつ小腸に送り出され，腸内で本格的な消化・吸収が始まる。胃で吸収されるものは，アルコールやアスピリンを除いてほとんどない。胃液の分泌は，次の3つの相で調節される。

・脳相（胃液分泌の促進）：食べ物による味覚や視覚，嗅覚などの刺激情報が，副交感神経（迷走神経）を興奮させアセチルコリンやヒスタミンを放出し，胃液分泌が促進される。胃液は1日に1〜3L 分泌される。

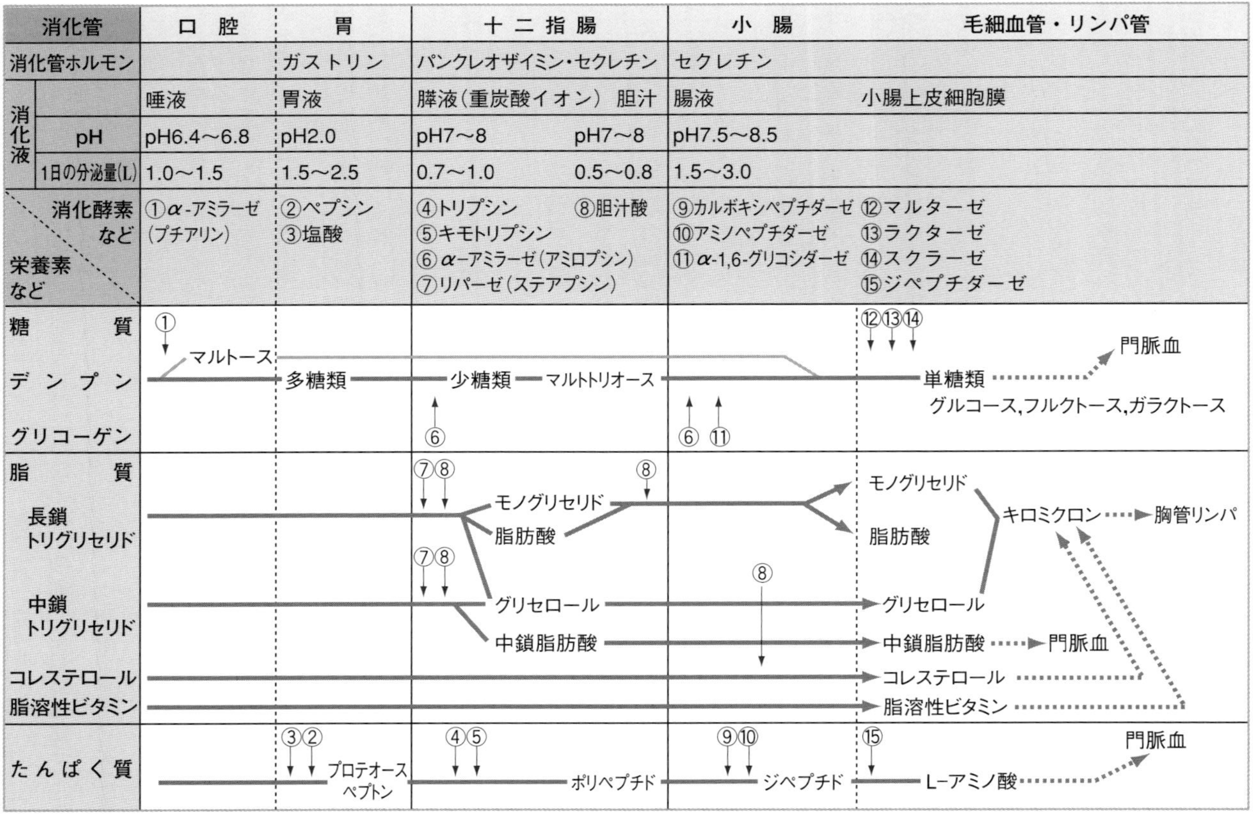

消化管	口腔	胃	十二指腸	小腸	毛細血管・リンパ管
消化管ホルモン		ガストリン	パンクレオザイミン・セクレチン（胆汁）	セクレチン	小腸上皮細胞膜
消化液	唾液	胃液	膵液（重炭酸イオン）／胆汁	腸液	
pH	pH6.4～6.8	pH2.0	pH7～8／pH～8	pH7.5～8.5	
1日の分泌量(L)	1.0～1.5	1.5～2.5	0.7～1.0／0.5～0.8	1.5～3.0	
消化酵素など	①α-アミラーゼ（プチアリン）	②ペプシン ③塩酸	④トリプシン ⑤キモトリプシン ⑥α-アミラーゼ（アミロプシン） ⑦リパーゼ（ステアプシン） ⑧胆汁酸	⑨カルボキシペプチダーゼ ⑩アミノペプチダーゼ ⑪α-1,6-グリコシダーゼ ⑫マルターゼ ⑬ラクターゼ ⑭スクラーゼ ⑮ジペプチダーゼ	

栄養素など

糖質

デンプン → ① マルトース → 多糖類 → ⑥ 少糖類・マルトリオース → ⑪⑫⑬⑭ 単糖類 → グルコース，フルクトース，ガラクトース → 門脈血

グリコーゲン

脂質

長鎖トリグリセリド → ⑦⑧ モノグリセリド・脂肪酸 → モノグリセリド・脂肪酸 → ⑫⑬⑭ キロミクロン → 胸管リンパ

中鎖トリグリセリド → ⑦⑧ グリセロール・中鎖脂肪酸 → ⑧ グリセロール・中鎖脂肪酸 → 門脈血

コレステロール → コレステロール → 門脈血

脂溶性ビタミン → 脂溶性ビタミン → ⑮

たんぱく質

③② プロテオース・ペプトン → ④⑤ ポリペプチド → ⑨⑩ ジペプチド → ⑮ L-アミノ酸 → 門脈血

図 2 - 7　消化・吸収の概略

・**胃相**（胃液分泌の促進）：食べ物が胃のなかに入り，胃壁が広げられ胃内のpHが上昇すると，胃の内分泌細胞（G細胞）が刺激されてガストリンを血液中に分泌する。ガストリンは胃液の分泌を促進する。

・**腸相**（胃液分泌の抑制）：胃の内容物が少量ずつ十二指腸に送られると，胃酸や脂肪が十二指腸を刺激してセレクチンや胃抑制ペプチド（GIP）を分泌し，それらが胃液の分泌を抑制する。

　胃液は，胃粘膜の上皮から分泌される。胃粘膜の上皮は，1層の円柱上皮（単層円柱上皮）からなり，分泌に適した構造をしているが，丈夫ではない。そのため，粘液を分泌して表面を覆い，粘膜組織を保護している。

　② **小腸の働き（本格的な栄養物の消化と吸収）**　　小腸は，十二指腸，空腸，回腸からなり，長さが6mにもなる。消化管全体の長さがおおよそ7〜8mなので，小腸はそのほとんどを占める。

　a．**小腸の管内消化**：胃の内容物が最初に送られる十二指腸には，膵臓の導管（膵管）と胆のうからの総胆管がつながり，膵液と胆汁が流入する。この膵液と胆汁の分泌は，十二指腸が血液中へ分泌するセクレチンとコレシストキニンによって制御される。小腸で本格的な食べ物の消化が始まる。

　膵液は万能の消化液として，たんぱく質分解酵素であるトリプシン，キモトリプシン，糖質分解酵素であるアミラーゼ，脂質分解酵素であるリパーゼ，核酸分解酵素であるヌクレアーゼを含む。そのほかに弱アルカリ性の重炭酸ナトリウム（炭酸水素ナトリウム，$NaHCO_3$）を多量に含み，胃から送られてくる酸性の内容物を中和する。膵液は，膵臓から1日に1〜1.5L分泌される。

　胆汁は肝臓で産生・分泌（1日に約500mL）され，胆汁酸，胆汁色素（ビリルビン）などを含む。胆汁酸は脂肪の消化と吸収を助ける乳化剤であり，脂溶性ビタミン（ビタミンA, D, E, K）の小腸での吸収にも必要である。胆汁は消化酵素を含まない。腸内に分泌された胆汁酸の90〜95%は，小腸で再吸収され肝臓に戻る（腸肝循環）。

　b．**小腸の特徴的な構造**：小腸は次に記す特徴的な粘膜構造により表面積を広げ，食べ物を効率よく化学的（酵素）消化し吸収している。特筆すべき粘膜

構造は，輪状ひだ，絨毛，微絨毛である。

粘膜は，小腸の内面に大きく飛び出る輪状ひだを多数もち，管内をデコボコ状の通り道にしている。輪状ひだは表面積を約3倍に広げる。

小腸粘膜の表面は，1層の円柱上皮細胞（単層円柱上皮）が腸絨毛による小突起状の並びや，腸陰窩というくぼみをつくる。表面積をさらに10倍に広げる。

個々の粘膜上皮細胞（単層円柱上皮細胞）は，小腸内腔側の表面に微絨毛という微細な突起を密集させている。これはブラシの毛のような並びなので，刷子縁とよばれている。微絨毛はさらに表面積を20倍近く広げる。上記の特殊構造により，小腸の内腔表面積は，3倍×10倍×20倍＝600倍にも広げられる。その結果，小腸の表面積は20〜30m²となる。平均的なヒト成人の体表面積は1.5〜1.6m²なので，そのおおよそ20倍くらいになる（図2−8）。

c．小腸の膜消化：小腸での消化作用（化学的消化）には，膵液の消化酵素の働き（管内消化）に加えて，上記の刷子縁に存在する一群の酵素による最終段階の膜消化が重要である。管内消化による消化産物は，糖質，たんぱく質の中間消化物であり，そのままの形では腸粘膜に取り込めない大きさである。そこで，膜消化が，単糖（グルコースやフルクトースなど）やアミノ酸まで分解して，刷子縁の細胞に取り込まれる大きさにする。

d．小腸における吸収：消化された栄養素の最終産物のうち，水溶性の単糖やアミノ酸といくつかの短鎖脂肪酸は，小腸粘膜の上皮細胞に能動的に取り込まれる。そして，それらは毛細血管の血液中に吸収され，すべて門脈経由で肝臓内に輸送される。一方，脂溶性の長鎖脂肪酸とモノアシルグリセロールは，小腸上皮細胞に拡散により取り込まれる。そして細胞内で再び中性脂肪に再合成され，キロミクロンを形成する。キロミクロンは，いったんリンパ管内に送られ，その後，静脈に入る。また，水溶性ビタミン（ビタミンB_1，B_2，B_6，Cなど）や脂溶性ビタミン（ビタミンA，D，E，K）の吸収も小腸で行われる。

小腸では上記の栄養素のほかに，水も吸収する。成人が1日に摂取する水は1〜1.5Lで，消化管で分泌される消化液は約8Lとなる。これら合計量のうち約83%が小腸で吸収される。

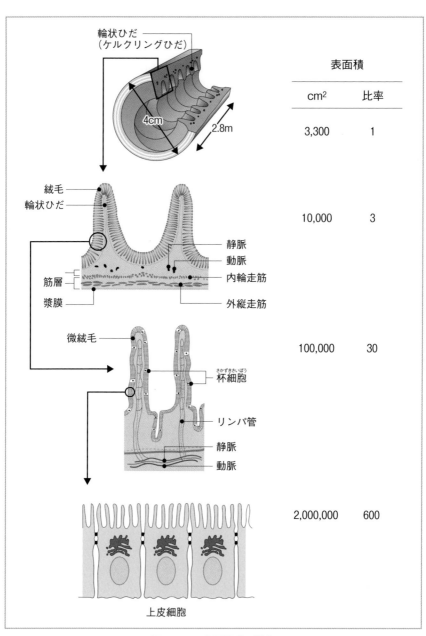

表面積		
	cm²	比率
	3,300	1
	10,000	3
	100,000	30
	2,000,000	600

輪状ひだ
（ケルクリングひだ）

4cm

2.8m

絨毛
輪状ひだ

静脈
動脈
内輪走筋

筋層
漿膜

外縦走筋

微絨毛

杯細胞
（さかずきさいぼう）

リンパ管

静脈
動脈

上皮細胞

図2−8　小腸粘膜の構造

胃粘膜と同様に，小腸粘膜の単層円柱上皮細胞は，分泌・吸収に適した構造だが丈夫ではない。そのため，消化の際の物理的な刺激や消化酵素の作用により，容易に壊れて腸内にはがれ落ちる。したがって数日ごとに絶えず新しい上皮細胞が補充されて，小腸粘膜は健全に保たれる。

　③　**大腸の働き**　　回腸（小腸）から大腸に送られた半流動性の内容物は，ほとんど栄養素を含んでいない。ここでは主に水と電解質を吸収することになり，最終的に固形の便が形成され排出される。大腸自体は消化酵素を産生しないが，大腸内に常在する細菌（**腸内常在菌，腸内細菌**）が，未消化の食物繊維や残存している栄養素を消化する。

（2）消化吸収率と腸内細菌
1）見かけの消化吸収率と真の消化吸収率

　消化吸収率とは，食べたものの栄養素量のうち，体内で消化・吸収された栄養素量の割合を示すものである。計算方法の違いから，見かけの消化吸収率と真の消化吸収率に分けられる。

　見かけの消化吸収率の計算では，糞便中に排泄された栄養素量をすべて体内で吸収されなかった成分量とみなして計算する。

　しかし，糞便中に排泄されるものには，食べ物由来の未吸収成分に加えて，腸内細菌の代謝産物や消化液，剝離した消化管上皮細胞などに由来する成分（**内因性損失量**）も含まれる。そこで糞便中の排泄栄養素量から，上記の内因性損失量を補正して計算したものが**真の消化吸収率**である。実際の内因性損失量は，食べ物を摂取しないとき，または特定の栄養素を全く含まない食事を摂取したとき，糞便中に排泄された栄養素量から求める。

見かけの消化吸収率（%）

$$= \frac{吸収された栄養素量}{摂取した食品中の栄養素量} \times 100$$

$$= \frac{摂取した栄養素量－糞便中の排泄栄養素量}{摂取した食品中の栄養素量} \times 100$$

真の消化吸収率（%）

$$= \frac{\text{吸収された栄養素量}}{\text{摂取した食品中の栄養素量}} \times 100$$

$$= \frac{\text{摂取した栄養素量}-(\text{糞便中の排泄栄養素量}-\text{内因性損失量})}{\text{摂取した食品中の栄養素量}} \times 100$$

2）腸内細菌の役割，食事内容と腸内細菌叢

　口腔から肛門にいたる消化器官内，膣や尿道，鼻腔そして皮膚など，外の環境と直接触れる器官では，さまざまな微生物が侵入・感染する機会が多い。その結果，人体には約1,000種類の細菌が，100〜1,000兆個のオーダーで定着し生息する。生息部位に特徴的な細菌の集まりを**腸内細菌叢（腸内フローラ）**という。腸内細菌叢が行う活発な代謝や腸管免疫は，宿主であるヒトの消化や免疫応答を補助して有益な貢献をする。

　ヒトが摂取した栄養の消化の過程で分泌される胃酸や胆汁酸には，強力な殺菌作用がある。分泌された胆汁酸の多くは回腸で回収され，主な腸内細菌叢は回腸以下の大腸で形成される。腸内常在菌は食物繊維のような難消化性多糖(セルロース，グルコマンナン，フルクタンなど）を分解し，酢酸，プロピオン酸，酪酸のような短鎖脂肪酸を産生する。ヒトはこれら短鎖脂肪酸をエネルギー源として利用するほか，短鎖脂肪酸の受容体を介したシグナル分子としてエネルギー制御を調節している。また腸内常在菌は人体に必要なビタミン（ビタミンK，ビオチンなど）や必須アミノ酸を産生することでヒトに寄与している。

　腸管はあらゆる微生物の侵入経路であるため，ヒトは非常に特殊な感染防止用の腸管関連リンパ組織を発達させてきた。この組織にはパイエル板，孤立リンパ小節，腸管膜リンパ節が含まれる。これらの組織の発達・成熟に，腸内細菌叢の貢献が必要不可欠であることが明らかとなってきた。一方で，腸管関連リンパ組織が，ヒトに有益な腸内常在菌に対して不必要な免疫応答をしないように制御されている。

　ヒトが何を食べるかによって腸内細菌叢の構成が変わる。その結果，腸内細菌叢の代謝産物も変化することになる。こうした変化は，宿主であるヒトの体内でのエネルギー供給や腸管免疫機能にも影響が及ぶことになり，肥満や糖尿

病などの代謝・免疫疾患に直接作用することが報告されている。

4．酵素の性質と代謝における酵素の働き

　ヒトが生命活動のために，体内で絶えず行うさまざまな化学反応を**代謝**という。代謝には2種類の反応がある。

同化反応（合成）：単純な分子からより複雑な分子を合成する反応。同化反応（合成）にはエネルギーの添加が"必要"である。例えば，種々のアミノ酸から複雑な構造体であるたんぱく質を合成する反応は，同化反応である。

異化反応（分解）：複雑な分子からより単純な分子へ分解する反応。このとき化学結合中に含まれているエネルギーが放出される。

　代謝反応では，酵素が化学反応の進行を速める役目をする。ほとんどの酵素の主成分は，複雑な特有の構造をもつたんぱく質である。代謝反応では，酵素が基質（反応物）に働きかけ，生成物を産生する。酵素には特定の基質と結合するための活性部位があり，この活性部位の三次元構造と合致しはまり込める物質とのみ酵素・基質複合体を形成でき，酵素による反応が進む。このような性質を，**基質特異性**という。

（1）酵素の種類
1）局在による分類

可溶型酵素：細胞質中に分布するタイプの酵素と，細胞外に分泌されるタイプの酵素である。

膜結合型酵素：生体膜（細胞膜や細胞内小器官の膜）に結合しているタイプの酵素である。

2）機能による分類

① **加水分解酵素**：基質に水を加えて分解する酵素である。

② **酸化還元酵素**：酸素または水素を付加，除去する酵素である。

③ **転移酵素**（トランスフェラーゼ）：基質間で原子団の転移を触媒する酵素である。

④ **除去付加酵素**（リアーゼ，シンターゼ）：加水分解以外の方法で基質から原子団を切り取ったり，付加したりする酵素である。

⑤ **異性化酵素**（イソメラーゼ）：異性体（分子式は同じだが異なる化合物）へ変換する酵素である。

⑥ **合成酵素**（リガーゼ，シンセターゼ）：ATP の加水分解により供給されるエネルギーを利用して 2 個の基質分子の結合を触媒する酵素である。

（2）酵素と基質の親和性

　下記のような反応物（基質）A から生成物 B が産生される酵素反応の場合，基質（反応物）濃度の増加に伴い，反応速度は速くなる。最終的に基質が過剰量になると，反応速度は一定の最大速度に達する。

酵素

A（基質）　→　B（生成物）

　ミカエリス定数（Km 値）は，酵素と基質との親和性を表わす値で，最大反応速度の 1 ／ 2 のときの基質濃度に相当する。

1）酵素が機能を発揮するために必須な分子

　酵素のなかには機能を十分に発揮するために，非たんぱく質性の補助因子を必要とするものがある（表 2 - 5）。補助因子には次の 3 種類がある。

・**補酵素**は，酵素の機能に必要な炭素含有分子である。補酵素には水溶性のビタミン（B_1，B_2，ナイアシン，B_6，ビオチンなど）が含まれるものもある。

・**補因子**は，酵素に結合する金属製の無機イオン（鉄や銅，亜鉛など）である。

・**補欠分子族**は，酵素に永久的に結合して組み込まれる。

2）酵素の活性化と阻害

　生体のなかでは，酵素反応を適正に制御する仕組みがある。酵素の作用を開始または増強する過程を**活性化**，酵素の作用を抑制または停止させる過程を阻

表2-5　酵素の非たんぱく質性補助因子の例

補助分子	分子の種類	触媒反応における役割
補酵素	ビオチン	カルボキシ基（$-COO^-$）の運搬
	補酵素A（CoA）	アセチル基（$-CO-CH_3$）の運搬
	NAD^+（ナイアシン）	電子（e^-）とプロトン（H^+）の運搬
	FAD^+（ビタミン B_2）	電子（e^-）とプロトン（H^+）の運搬
	ATP	自由エネルギーの保持または供給
補因子	鉄	酸化（電子の放出），還元（電子の獲得）
	銅	酸化（電子の放出），還元（電子の獲得）
	亜鉛	NAD^+（ナイアシン）の結合を補助
補欠分子族	ヘム	鉄を含み，イオン，酸素（O_2），電子と結合
	フラビン	電子と結合
	レチナール	光エネルギーの変換

害という。代表的な酵素反応の制御法には，下記の4種類があげられる。

① 酵素の制御1（フィードバック制御とアロステリック制御）

a．フィードバック制御：酵素による生体の化学反応の経路のなかには，ある反応の生成物が次の経路の反応物（基質）となる連続的な反応系がある。

$$\text{A} \xrightarrow{\text{酵素1}} \text{B} \xrightarrow{\text{酵素2}} \text{C} \xrightarrow{\text{酵素3}} \text{D}$$

このような系において，最終経路の生成物が最初の経路の酵素活性を制御できると，連続的な反応系全体を調整することが可能となる。このような制御をフィードバック制御またはフィードバック阻害という。例えば最終生成物Dが酵素1の活性を阻害した場合，生成物BやCの産生が次々に低下する。その結果，Dの産生が停止する。Dが使用され，その量が減少して阻害作用を示せなくなると，再び酵素1が働き始めDの産生も再開される。

b．アロステリック制御：酵素の活性部位とは異なる領域に，活性化因子または阻害因子が結合すると酵素の立体構造が変化し，酵素活性が変わる現象を

アロステリック効果という。

② **酵素の制御2（阻害）**　　阻害には可逆的と不可逆的の2種類がある。

　a．**可逆的な競争阻害**：競争阻害因子は基質と類似した構造をもち，酵素の活性部位に進入・結合することで正常な基質の結合を妨害する。競争阻害因子と基質の相対的な濃度関係によって，どちらが活性部位を占領するかが決まり，酵素活性が変化する。

　b．**可逆的な非競争阻害**：アロステリック阻害のこと。非競争阻害因子は，活性部位とは異なる酵素の部位（アロステリック部位）に結合する。このとき活性部位の構造が変化し，酵素活性が著しく低下する。

　c．**不可逆的な阻害**：鉛（Pb^{2+}）や水銀（Hg^{2+}）などの阻害因子が酵素の活性部位の側鎖と共有結合し，永久的に基質と酵素の適切な結合を妨げる。

③ **酵素の制御3（共有結合の修飾）**　　共有結合修飾による酵素活性の調節には2種類ある。ひとつは酵素の共有結合部位を切断・除去する方法である。もうひとつはリン酸基の可逆的な付加（リン酸化）・除去（脱リン酸化）による方法である。

　a．**酵素前駆体の活性化**：分泌型の酵素は，ポリペプチド断片が共有結合された不活性な酵素前駆体として合成され，このポリペプチド断片が取り外されてはじめて活性型の酵素となる。例に，ペプシノーゲン→ペプシンがある。

　b．**リン酸化修飾**：酵素を構成する特定のチロシン，セリン，スレオニン残基の水酸基（–OH）に対して，リン酸基（$-PO_3^{2-}$）を付加修飾して酵素活性を調節する方法がある。このリン酸基を修飾（リン酸化）する酵素を，キナーゼという。反対に，リン酸基修飾された酵素からリン酸基を除去（脱リン酸化）する酵素を，ホスファターゼという。酵素がリン酸化されることにより，酵素が活性化されたり不活性化されたりする。

④ **酵素の制御4（遺伝子発現レベルでの制御）**　　たんぱく質から構成される酵素の合成は，その酵素がコードされる遺伝子の発現によって制御される。

食 事 と 栄 養

★ 概要とねらい

　私たちは，体に必要な栄養素を食事により摂取することで，生命を保ち，生活活動を営んでいる。本章では，食品中の栄養素の特徴と働きに関する基礎知識を修得することを目的としている。また，エネルギー出納についての基礎知識を理解することを目的としている。

　嗜好や食欲を優先した食生活は，栄養摂取のアンバランスの原因となる。ヒトは日々の食事から必要な栄養素をバランスよく摂取することで，成長し，生命を維持している。食事に含まれる栄養成分は，炭水化物，脂質，たんぱく質，ミネラル（無機質），ビタミンである。また，炭水化物，脂質，たんぱく質は食品中の成分として摂取した後，消化器系で消化されて吸収される。さらに体内に吸収後，変化（代謝）してエネルギー源や体構成成分となる。一方，ミネラルは体構成成分になるとともに，さまざまな生理作用の調節を行う。また，ビタミンは代謝に必要な成分となったり，さまざまな生理作用の調節を行う。ヒトは，食事を通して適量の栄養素を摂取する必要があり，各栄養素の働きを理解する必要がある。さらに，適切な食事について，いつも意識することが大切である。

　本章は5節からなっており，1節では，栄養素の必要性と食品中の分布を理解する。2節では三大栄養素，3節ではミネラルとビタミンの働きについて理解する。4節では水の働きと出納，5節ではエネルギー消費について理解する。

1. 栄養と栄養素

　栄養とは，生物が体外から必要な物質を取り込み，それらを同化して生命現象を営むことである。ヒトにおける栄養とは，食物を摂取してその成分を取り込んで，体成分やエネルギーとして利用し，生活活動，成長，生殖を続けることである。生命現象を営むために取り込む食物中の物質を**栄養素**という。栄養素は表3－1に示したように5つに大別される（**五大栄養素**）。このうち，多量に摂取する**炭水化物**（糖質），**脂質，たんぱく質**を**三大栄養素**という。三大栄養素は，エネルギー産生栄養素でもある。栄養を考えるとき，各栄養素特有な働きの理解とともに，全エネルギー必要量に対して，これらのエネルギー産生栄養素のバランスに対する理解も重要となる。また，図3－1には食品の成分

表3－1　栄養素の大別

炭水化物（糖質）：carbohydrate 脂質：lipid たんぱく質：protein ミネラル（無機質，無機塩類，無機物ともいう）：mineral ビタミン：vitamin

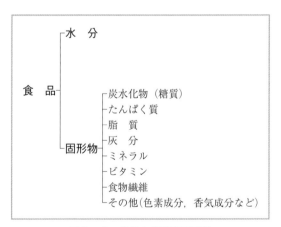

図3－1　食品と栄養素の関係

を示した。通常，炭水化物には食物繊維も含める。食物繊維以外の炭水化物を糖質ということがある。灰分は，食品中のミネラルの総量を反映しているとされている。本章では，栄養素の働きについて解説する。

2．三大栄養素（エネルギー産生栄養素）

（1）炭水化物（糖質）

1）炭水化物の定義と分類

炭素（C），水素（H），酸素（O）の3元素からできており，2個以上の水酸基（－OH）をもつ多価アルコールの，アルデヒド（アルデヒド基（－CHO）をもつ化合物），またはケトン（ケトン基（－CO－）をもつ化合物）と定義される。一般に $C_m(H_2O)_n$ という化学式で表されるため，炭素と水の化合物のような誤解を生じるが，アルデヒド基やケトン基を有する化合物である。

炭水化物は単糖類，少糖類，多糖類に大別される。**単糖類**はこれ以上加水分解されない最も簡単な炭水化物である。**少糖類**は2～10個程度の単糖類が結合したもの，**多糖類**は多くの単糖類が結合したものである。

2）単　糖　類

①　**構造と種類**　　単糖類は構成する炭素数により，三炭糖，四炭糖，五炭糖，六炭糖，七炭糖に分類される。栄養素となる単糖類は六炭糖（**グルコース**（ブドウ糖）とフルクトース（果糖）等）である。また，五炭糖のリボースは遺伝子に代表される核酸（RNA や DNA）の構成成分である。

②　**六炭糖**　　六炭糖にはグルコース，フルクトース，ガラクトース，マンノースがあるが，天然に六炭糖として多く存在するのはグルコースとフルクトースである。グルコースは最も重要なエネルギー源であり，ぶどうなど果物の果汁に多く含まれている。また，二糖類や多糖類の構成成分でもある。フルクトースはグルコースと同様に果汁に含まれている。また，二糖類や多糖類の構成成分でもある。

3）少糖類（二糖類）

　二糖類は2分子の単糖類が**グリコシド結合**したもの（図3-2）であり，エネルギー源となるのは体内で消化（分解）されて六炭糖を生じるものである。この条件を有している二糖類は，**マルトース**（麦芽糖），**スクロース**（ショ糖），**ラクトース**（乳糖）である。他にオリゴ糖の一部もエネルギー源となる。

　① **マルトース**　　2分子のグルコースが結合したもの。麦芽中に多く含まれている。マルターゼで消化される。

　② **スクロース**　　グルコースとフルクトースが結合したもの。一般に砂糖と呼ばれ，甘味が強いことでも知られている。スクラーゼで消化される。

　③ **ラクトース**　　グルコースとガラクトースが結合したもの。母乳中の炭水化物であり，乳児期はラクターゼで消化されて，エネルギーとして利用される（乳児期以後は体内で消化されなくなることがある）。乳糖を消化するラクターゼが欠損すると，下痢などの症状が生じる。これを**乳糖不耐症**という。

　④ **オリゴ糖**　　少糖と同じ意味であるが，フラクトオリゴ糖，大豆オリゴ糖などは，食品の機能性成分として注目されている。

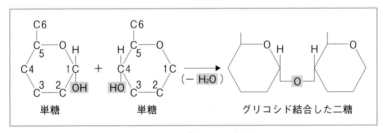

図3-2　グリコシド結合

4）多 糖 類

　多糖類は多くの単糖類がグリコシド結合したものである。生体内でエネルギー源となるのは，二糖類と同様に，消化されて六炭糖を生じるものである。この条件を満たしている多糖類は，**デンプンとグリコーゲン**である。

　① **デンプン**　　デンプンは多くのグルコースが結合したものであり，グルコースが直鎖状につながった**アミロース**と，それが所々で枝分かれしているア

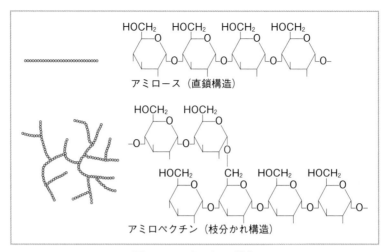

図3-3　デンプンの構造

（林淳三編著　Nブックス三訂栄養学総論　p.39　建帛社　2015）

ミロペクチンの2種類がある（図3-3）。デンプンは穀類やいも類に多く含まれており，最も多く摂取されているエネルギー源となる炭水化物である。アミラーゼ等で消化される。

②　**グリコーゲン**　　動物体内におけるグルコースの貯蔵物質であり，アミロペクチンと類似の構造をしているが，分子量はアミロペクチンより大きい。肝臓や筋肉に多く含まれており，食品としては，肉類や魚類に含まれている。

5）炭水化物の消化・吸収

栄養素となる二糖類と多糖類は，小腸で消化酵素〔マルターゼ（マルトース），スクラーゼ（スクロース），ラクターゼ（ラクトース），アミラーゼ（デンプン）等〕により分解されて（図3-4），単糖となり吸収される。吸収後，グルコースは血液中に溶解して血糖となり，エネルギーを必要としている組織へ運ばれる（図3-5）。デンプンの消化には *α* 化が必要であるが，*α* 化されたデンプンも放置すると再び消化されにくくなる。この現象を**老化**という。米に含まれているデンプンは生デンプンであり，米を炊飯するとデンプンの *α* 化が起こり，消化されやすくなる。

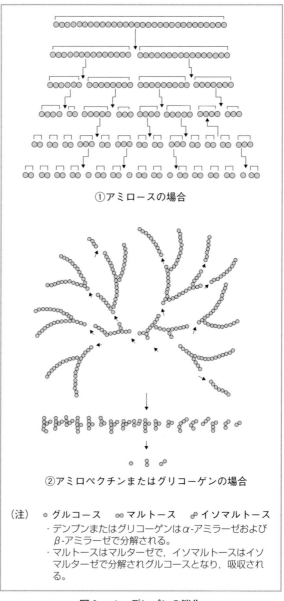

①アミロースの場合

②アミロペクチンまたはグリコーゲンの場合

（注）　○ グルコース　　∞ マルトース　　∂ イソマルトース
　　　　・デンプンまたはグリコーゲンは α-アミラーゼおよび
　　　　　β-アミラーゼで分解される。
　　　　・マルトースはマルターゼで，イソマルトースはイソ
　　　　　マルターゼで分解されグルコースとなり，吸収され
　　　　　る。

図3－4　デンプンの消化

（Bernfeld P：*Advances in Enzymol*, 12, p. 379　1951）

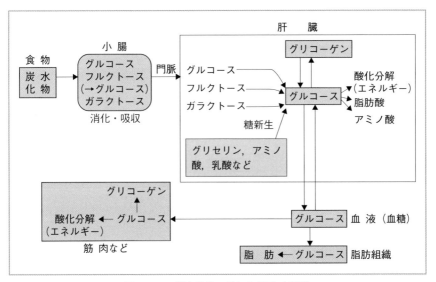

図3－5　炭水化物の吸収と利用（代謝）

（林淳三編著　Nブックス三訂栄養学総論　p. 41　建帛社　2015）

6）グルコースの代謝（エネルギーの産生）

　肝臓および筋肉等の組織で，グルコースは解糖経路（解糖系）と TCA サイクル（図3－6）という2つの代謝経路で分解される。これらの経路は代謝系を構成する多数の酵素の働きにより速やかに進行する。この過程で高エネルギー物質（ATP）（図3－7）が生成される。解糖経路は酸素を必要としない代謝経路であり，酸素がなくとも ATP を産生できるがその生成量は少ない（グルコース1分子当たり2分子の ATP が産生される）。短距離走などの瞬発的な運動時で，筋肉細胞に酸素の供給が不足しても解糖経路によりエネルギーが産生される。TCA サイクルは酸素を必要とする代謝経路であり，多くの ATP が生成される。グルコース1分子から2分子のピルビン酸が生成され，ピルビン酸はアセチル CoA となり，オキサロ酢酸と反応して TCA サイクルに入る。ピルビン酸からアセチル CoA を経て TCA サイクルが1回転する間に15分子の ATP が産生される。摂取したグルコース（糖質）が完全に酸化分解される

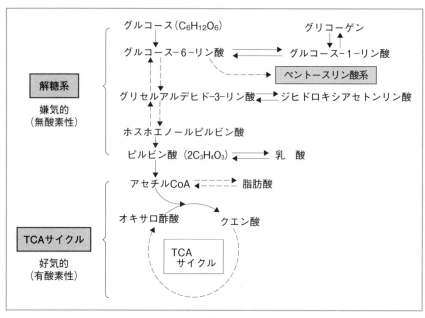

図 3 - 6　解糖経路と TCA サイクル

（林淳三編著　N ブックス三訂栄養学総論　p. 44　建帛社　2015）

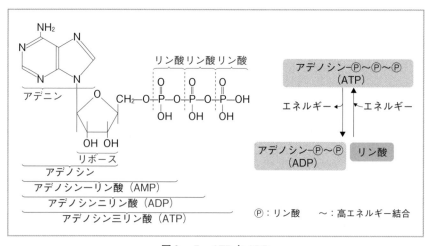

図 3 - 7　ATP と ADP

と熱エネルギーも含めて1g当たり4kcalのエネルギーが産生される。

解糖経路のバイパス的な経路として，ペントースリン酸経路がある。この経路ではATPは生成されないが，核酸の合成材料であるリボース−5−リン酸と，脂肪酸やステロイドの合成に必要なNADPHを生成する。

炭水化物の摂取量が過剰になると，アセチルCoAから中性脂肪が合成され，体脂肪（血中脂質，皮下脂肪，内臓脂肪）が増加する。内臓脂肪が増加して糖尿病，脂質異常症，高血圧症のリスクが高い状態を**内臓脂肪症候群（メタボリックシンドローム）**という。

7）血糖値の維持

高血糖状態では，インスリンというホルモンによりグルコースの利用が促進され，血糖値は低下する。逆に低血糖状態では，グルカゴンなどのホルモンにより血糖値は上昇する。**血糖値**はこれらのホルモンにより一定に保たれている。インスリンが不足して血糖値が上昇した症例が**糖尿病**である。糖尿病には1型（自己免疫性疾患によるもの）と2型（肥満等の生活習慣などにより発症するもの）がある。栄養と関連の深い糖尿病は2型である。摂取エネルギー量を適正にし，肥満を防止することは糖尿病の予防に重要である。糖尿病の治療には，食事制限（エネルギー制限）が要求されることがある。

8）食物繊維

エネルギーとならない（消化酵素で消化されず，吸収されない）多糖類は，**食物繊維**として働く。代表的な食物繊維であるセルロースは，デンプンのアミロースと類似の構造であるがグリコシド結合が β-1, 4結合であるためにアミラーゼで消化されない。この長い分子が腸内で各種の生理作用を発揮する。食物繊維が不足すると便秘などが起こる。食物繊維は野菜や果物，海藻などに多く含まれている。

9）糖 新 生

糖質以外の物質（アミノ酸等）からグルコースが作られることを**糖新生**という。グルコースに変換される可能性があるアミノ酸を，糖原性アミノ酸という。

（2）脂　　質

1）脂質の定義と分類

　脂質は脂肪酸に関係のある一連の物質の総称であり，水に溶けないが有機溶媒（アルコールやエーテル等）に溶ける。脂質は**単純脂質，複合脂質，誘導脂質**の3つに大別される。

　①単純脂質：脂肪酸とアルコールのエステル（例：中性脂肪，図3－8）

　②複合脂質：単純脂質に他の成分が結合したもの（例：リン脂質）

　③誘導脂質：単純脂質や複合脂質が加水分解されて生じたもの（例：コレステロール）

2）脂肪酸（分類およびそれらの摂取バランスと循環器系疾患との関係）

　脂肪酸は脂質の構成成分であり，脂質の栄養価と性質は構成している脂肪酸によって異なる。

　脂肪酸はアルキル基（R－：炭化水素）とカルボキシル基（－COOH）からなる分子であり，R－COOHと略される。脂肪酸の構造と分類を表3－2に示した。脂肪酸には飽和脂肪酸と不飽和脂肪酸がある。**飽和脂肪酸**は，アルキル基の全ての炭素に最大限の水素が結合して飽和状態になっており反応性が低い。一方，**不飽和脂肪酸**は結合している水素の数が少なく，二重結合（－C=C－）を有している。二重結合は反応性が高く，付加反応等が起こりやすい。このために不飽和脂肪酸は酸化されやすい性質がある。

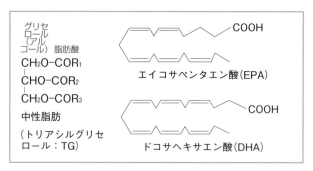

図3－8　中性脂肪，EPAとDHA

表 3 - 2　脂肪酸

分　類	名　　称		炭素数： 二重結合数	主な所在	性　質
飽和脂肪酸 (S)	酪酸 カプロン酸 カプリル酸 カプリン酸 ラウリン酸 ミリスチン酸 パルミチン酸 ステアリン酸	短　鎖 脂肪酸 中　鎖 脂肪酸	4：0 6：0 8：0 10：0 12：0 14：0 16：0 18：0	バター バター バター，やし油 やし油，鯨油 やし油，落花生油 大豆油，ラード 大豆油，ラード	・融点が高いた 　め，室温では 　固体のものが 　多い。 ・コレステロー 　ルを高める作 　用がある。 ・酸化されにく 　い。
不飽和脂肪酸	一価 (M)	長　鎖 脂肪酸			
	パルミトオレイン酸 オレイン酸 ドコセン酸		16：1 18：1 22：1	動・植物油 オリーブ油，キャノーラ油 なたね油	・融点が低いた 　め，室温では 　液体のものが 　多い。 ・とくにオレイ 　ン酸はコレス 　テロール低下 　効果がある。
	多価 (P)				
	n－6系： リノール酸* アラキドン酸* n－3系： リノレン酸* エイコサペンタエン酸** ドコサヘキサエン酸		18：2 20：4 18：3 20：5 22：6	ごま油，大豆油 なたね油，えごま油 肝油，こめぬか油 魚油 魚油	・必須脂肪酸を 　含む。 ・コレステロー 　ルを減少させ 　る。 ・非常に酸化さ 　れやすい。 ・室温では液 　体。

＊　必須脂肪酸　　＊＊　エイコサペンタエン酸(EPA)はイコサペンタエン酸(IPA)ともいう。

　不飽和脂肪酸は，二重結合が1つだけの**一価不飽和脂肪酸**と，二重結合が2個以上ある**多価不飽和脂肪酸**に分類される。さらに多価不飽和脂肪酸は二重結合の位置の違いにより**n－3系多価不飽和脂肪酸**と**n－6系多価不飽和脂肪酸**に分類される。n－3系とn－6系の多価不飽和脂肪酸の中で，体内で合成されないリノール酸と α-リノレン酸，および体内で合成されるが必要量を十分に満たすことのできないアラキドン酸は，食物から摂取する必要があるので，**必須脂肪酸**と呼ばれている。また，多価不飽和脂肪酸は血中脂質（中性脂肪やコレステロール）量を下げる働きがあり，健康の維持・増進に重要な役割を演

じている。

　食品の脂質を構成している脂肪酸は，炭素数16以上のものが多い。飽和脂肪酸は融点（個体から液体となる温度）が高く，不飽和脂肪酸は融点が低い。したがって，飽和脂肪酸が比較的多い畜肉の脂質は固体であるが，n－6系多価不飽和脂肪酸（リノール酸等）が多い植物油は常温で液体である。また，魚介類の脂質には n－3系多価不飽和脂肪酸が多く含まれている。**エイコサペンタエン酸**（EPA）や**ドコサヘキサエン酸**（DHA）などの n－3系多価不飽和脂肪酸や n－6系多価不飽和脂肪酸には，生活習慣病（特に循環器系疾患）予防に寄与することが知られている（図3－9）。また，DHA は知能の発達や老化の防止に寄与すると考えられている。

　脂肪酸は構成する炭素の数によっても分類される。食品中に比較的多く含まれる炭素数が16～18程度の脂肪酸を**長鎖脂肪酸**という。また，炭素数が8～10程度の脂肪酸を**中鎖脂肪酸**という。

　エネルギー源となる栄養素は，糖質，脂質，たんぱく質であるが，脂質から摂取するエネルギーの割合（脂質エネルギー比）は20～30％が適当である。また，飽和脂肪酸エネルギー比率は7％以下が望ましい。日本では，炭水化物を多く含む米を主食として摂取することもあり，脂質エネルギー比の平均は30％未満である。

①共通の生理作用
・抗血栓作用（血小板凝集抑制作用）
・血中脂質（中性脂肪，コレステロール）低下作用
・制がん作用（乳がん，大腸がん）
・抗アレルギー作用
・抗炎症作用
・抗糖尿病作用（血糖値低下作用）
　　↓
生活習慣病の予防

②DHAの生理作用
・学習機能向上作用（記憶改善，健脳作用）
・網膜反射能向上作用（視力低下抑制作用）
　　↓
知能の発達，老化の防止

図3－9　n－3系多価不飽和脂肪酸の生理作用

3）中性脂肪とコレステロール

　中性脂肪は１分子のグリセロールに３分子の脂肪酸が結合したものであり，トリアシルグリセロール，トリグリセリド（TG）ともいう。食品の脂質の大半は中性脂肪である。コレステロールは誘導脂質の１つであり，胆汁酸，ステロイドホルモン，ビタミンＤの材料となる。コレステロールは食品からの摂取より体内で合成される量が多く，その合成量は調整されているため，摂取コレステロール量により血中コレステロール量が大きく左右されることはない。

4）脂質の消化・吸収・体内輸送（リポたんぱく質と疾患との関連）

　脂質は小腸でリパーゼ等により消化（分解）される。中性脂肪の場合を例にあげると，図３−10のように，モノグリセリド（モノアシルグリセロール）と脂肪酸２分子に分解された後，吸収され，吸収後再びトリグリセリドに再合成される。脂質の消化・吸収には胆汁酸が大きく関与する。脂質は水に溶けないので，各種のリポたんぱく質の成分となり血液中を移動する。吸収された脂質や脂溶性の物質は，キロミクロンの成分となって血中に入って運ばれる。体内で合成された脂質もリポたんぱく質の成分として血液中を移動する。リポたんぱく質の種類と役割を表３−３に示す。リポたんぱく質はたんぱく質量や脂質の成分により比重が変化する。比重が低いリポたんぱく質（VLDL，LDL）は脂質の輸送効率は高いが血流に乗りにくく，LDLは血管壁に付着しやすいので，動脈硬化の原因となりやすい。一方，比重の高いリポたんぱく質（HDL）は血

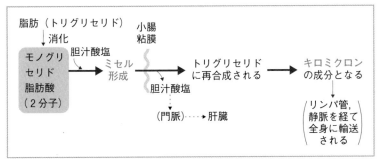

図３−10　脂質の消化と吸収

表3-3 リポたんぱく質の種類と組成

リポたんぱく質の種類	比　重	直　径 (nm)	組　成 (%)				
			たんぱく質	トリグリセリド	コレステロール		リン脂質
					遊離	エステル	
キロミクロン	<0.95	>70	2	86	1	3	8
VLDL (超低密度リポたんぱく質)	0.95〜1.006	30〜90	8	52	7	14	19
IDL (中密度リポたんぱく質)	1.006〜1.019	22〜30	11	27	8	31	23
LDL (低密度リポたんぱく質)	1.019〜1.063	18〜22	21	10	8	39	22
HDL (高密度リポたんぱく質)	>1.063	5〜22	50	8	4	16	22

（林淳三編著　Ｎブックス三訂栄養学総論　p.60　建帛社　2015）

流に乗りやすく，血管壁に付着したリポたんぱく質を除去する働きもある。

5）脂質の代謝（エネルギーの産生）

　中性脂肪は，始めに脂肪酸とグルセロールに分解される。脂肪酸は，活性化された後，**β-酸化**という代謝経路を経てアセチル CoA となり，ついで **TCA サイクル**で代謝され **ATP** が産生される。1回の β-酸化により1分子のアセチル CoA と2個炭素が減少した活性型脂肪酸が生じて，再び β-酸化が起こる（図3-11）。すなわち，炭素数が多い脂肪酸ほど β-酸化が起こる回数が増え，多くの ATP が産生される。脂質1gからは9 kcal のエネルギーが産生される。このエネルギー量は，炭水化物から産生されるエネルギー量（1gから4 kcal）の2倍以上である。しかし，β-酸化の副産物として**ケトン体**（アセト酢酸，アセトン，β-ヒドロキシ酪酸）が生成され，過剰なケトン体により体内の pH が低下するなど（アシドーシスもしくはケトーシス）のおそれがあるので，摂取エネルギーにおける脂質の割合（脂質エネルギー比）は20〜30%が適正とされている。

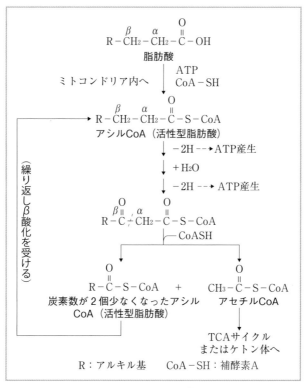

図 3 − 11　β-酸化

6）脂質の過剰摂取と疾患

　脂質の摂取量が増加すると乳がんなどの死亡率が増加することが知られている。また，脂質の過剰摂取はエネルギー摂取量が過剰となり肥満になりやすい。したがって，適正な脂質エネルギー比を守ることと，脂肪酸摂取バランスに注意することが，健康の維持・増進に重要である。

（3）たんぱく質

1）たんぱく質の構造

　たんぱく質は多くのアミノ酸がペプチド結合した高分子化合物である。たん

ぱく質は筋肉をはじめ，皮膚や髪の毛など，さまざまな生体組織の構成分子である。また，消化酵素や代謝酵素，免疫にかかわる抗体などもたんぱく質である。アミノ酸配列（アミノ酸の並び順）をたんぱく質の**一次構造**という。たんぱく質の立体的な構造を**高次構造**（二次，三次，四次）といい，それぞれ固有の立体構造に基づく固有の機能を有している。熱や酸によりこの構造が変化して機能が失われることを，たんぱく質の**変性**という。たんぱく質の栄養素としての働きはエネルギー源となることと体構成成分（たんぱく質）の材料となることであるが，後者として使用される割合が高いほど栄養価が高いと判定される。植物性の食品（穀類や大豆等）も動物性の食品（魚介類や肉類等）もたんぱく質を含んでいるが，そのアミノ酸組成が異なるために栄養価も異なる。

2）アミノ酸

アミノ酸は酸性の性質を示すカルボキシル基（－COOH）と塩基性の性質を示すアミノ基（－NH₃）を有しており（表3－4），側鎖とよばれる部分にある原子または原子団の違いにより，種類が決まる。食品たんぱく質を構成しているアミノ酸は約20種類であり，体内で合成される可欠アミノ酸と体内で合成されないか合成量が少ないため，体外から補給する必要のある**必須アミノ酸**がある（表3－4）。側鎖部分が枝分かれしたアミノ酸を分枝鎖アミノ酸といい，筋たんぱく質中の必須アミノ酸の35％を占めている。アミノ酸の構造を下に示す。

$$\text{アミノ酸の構造} \qquad \begin{array}{c} R-CH-COOH \\ | \\ NH_2 \end{array} \qquad R：側鎖$$

3）たんぱく質の消化吸収

たんぱく質は高分子化合物であるので消化器系でさまざまな消化酵素（たんぱく質分解酵素）により段階的に消化される（図3－12）。まず，胃でペプシンにより大まかに分解され，次いで十二指腸と小腸でトリプシン，キモトリプシン，アミノペプチダーゼによりアミノ酸と分子量の小さいペプチドとなり吸収される。たんぱく質分解酵素は消化器系の粘膜等を分解してしまわないように，分泌される前は不活性型で存在する。消化酵素はハサミのような働きをするが，ハサミが切れないようにカバーをしている状態が不活性型である。

表3－4　アミノ酸の種類と構造

	アミノ酸	略号	構造式

酸性アミノ酸	アスパラギン酸	Asp	HOOC－CH$_2$－CH－COOH
			     |
			    NH$_2$

	グルタミン酸	Glu	HOOC－CH$_2$－CH$_2$－CH－COOH
			       |
			      NH$_2$

ヒドロキシアミノ酸	セリン	Ser	CH$_2$－CH－COOH CH$_3$－CH－CH－COOH | | | | OH NH$_2$ セリン OH NH$_2$ スレオニン
	スレオニン*	Thr	
脂肪族アミノ酸	グリシン	Gly	CH$_2$－COOH CH$_3$－CH－COOH | | NH$_2$ グリシン NH$_2$ アラニン
	アラニン	Ala	
	バリン*	Val	CH$_3$－CH－CH－COOH
	ロイシン*	Leu	CH$_3$－CH－CH$_2$－CH－COOH
	イソロイシン*	Ile	CH$_3$－CH$_2$－CH－CH－COOH

含硫アミノ酸	メチオニン*	Met	CH$_3$－S－CH$_2$－CH$_2$－CH－COOH
			        |
			       NH$_2$

	システイン	Cys	HS－CH$_2$－CH－COOH
			    |
			    NH$_2$

芳香族アミノ酸	チロシン	Tyr	HO－◯－CH$_2$－CH－COOH
			      |
			     NH$_2$

	フェニルアラニン*	Phe	◯－CH$_2$－CH－COOH
			    |
			    NH$_2$

複素環アミノ酸	トリプトファン*	Trp	CH$_2$－CH－COOH
			   |
			  NH$_2$

	プロリン	Pro	
	ヒドロキシプロリン	Hyp	

塩基性アミノ酸	リシン*	Lys	H$_2$N－CH$_2$－CH$_2$－CH$_2$－CH$_2$－CH－COOH
			            |
			           NH$_2$

	ヒスチジン*	His	CH$_2$－CH－COOH

	アルギニン	Arg	H$_2$N－C－NH－CH$_2$－CH$_2$－CH$_2$－CH－COOH
			   | |
			  NH NH$_2$

バリン・ロイシン・イソロイシンは分枝鎖アミノ酸

*必須アミノ酸

(注)　このほか，アスパラギン（Asn），グルタミン（Gln）がある。これらはそれぞれ，上表のアスパラギン酸，グルタミン酸の右の－COOH が－CONH$_2$ になったものである。

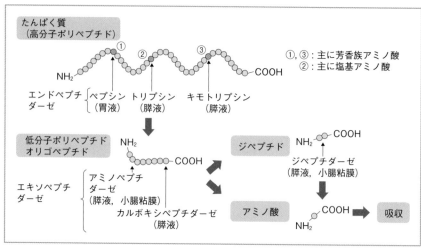

図3－12　たんぱく質の消化・吸収

4）たんぱく質の代謝と栄養価

　吸収されたアミノ酸は図3－13に示したように,体構成たんぱく質となるか,アミノ基が取れた非窒素化合物となり炭水化物および脂質代謝経路に入り,エネルギー源として使われる。前述したように,たんぱく質の栄養価は体構成たんぱく質となる割合が高いものほど栄養価が高いと判定されるが,その基準となるのが必須アミノ酸組成である。すなわち,ヒトの体構成たんぱく質の材料として必要な必須アミノ酸組成（基準アミノ酸パターン,表3－5）と比較して最も不足しているアミノ酸の割合（化学価：プロテインスコアやアミノ酸価）が高いものほど栄養価が高いと判定される。また,たんぱく質の栄養価を示すものとしては,**窒素出納**（N出納）を実測する生物学的方法から判定される**生物価**（BV）と**正味たんぱく質利用率**（NPU）がある。

　生物価（BV）＝（体内保留N量／吸収N量）×100
　　吸収N量＝摂取N量－（糞中N量－無たんぱく質摂取時の糞中N量）
　　体内保留N量＝吸収N量－（尿中N量－無たんぱく質摂取時の尿中N量）

　正味たんぱく質利用率（NPU）＝生物価×消化吸収率

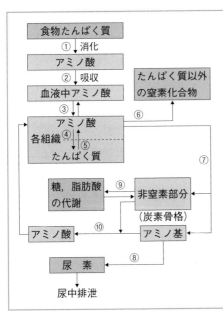

① 食物たんぱく質は消化されてアミノ酸になる。
② アミノ酸は腸管から吸収される。
③ 血液から各組織に取り入れられる。
④ 各組織ではアミノ酸からたんぱく質の合成が行われる。
⑤ 一方，たんぱく質からアミノ酸への分解も起こり，新旧たんぱく質が交替している。
⑥ たんぱく質以外の窒素化合物の生成にも用いられる。
⑦ アミノ基と非窒素部分（炭素骨格）に分解する。
⑧ アミノ基は尿素になり尿中に排泄される。
⑨ 炭素骨格は糖，脂肪酸の代謝経路に入り，エネルギーとして利用される。すなわち，酸化分解されてエネルギー源になるか，あるいはグリコーゲン，脂肪になって蓄えられる。
⑩ 一部のアミノ基と非窒素部分から再びアミノ酸が合成される。この際，異なった非窒素部分と結合すれば異なったアミノ酸ができるわけで，アミノ酸の変換が行われる（生成するのは可欠アミノ酸である）。

図3-13　吸収されたアミノ酸の行方
（林淳三編著　Ｎブックス三訂栄養学総論　p.68　建帛社　2015）

表3-5　たんぱく質の化学価

	FAO（1957年）[*1]		FAO/WHO（1973年）[*2]				
	FAO パターン		必要量（mg/kg/日）			アミノ酸評点パターン[*3]	
	基準配合	mg/g 窒素	乳児	学童	成人	mg/g たんぱく質	mg/g 窒素
ヒスチジン			28	0	0		
イソロイシン	(3.0)	270	70	30	10	40	250
ロイシン	(3.4)	306	161	45	14	70	440
リシン	(3.0)	270	103	60	12	55	340
メチオニン＋シスチン	(3.0)	270	58	27	13	35	220
フェニルアラニン＋チロニン	(4.0)	360	125	27	14	60	380
スレオニン	(2.0)	180	87	35	7	40	250
トリプトファン	(1.0)	90	17	4	3.5	10	60
バリン	(3.0)	270	93	33	10	50	310

(注)＊1　FAO Committee on Protein Requirements（1957），FAO Nutritional Studies, No. 16.
＊2　Enegry and Protein Requirements, Report of a Joint FAO/WHO Ad Hoc Expert Committee,（1973），WHO Techn. Rep. Ser., No. 522.
＊3　乳児，学童のパターンを参考にして求めた一般的なアミノ酸評点パターンである。

体たんぱく質は，絶えず**分解**と**合成**が起こり，常につくりかえられている。そのためには，摂取したたんぱく質由来のアミノ酸だけでなく，古い体たんぱく質が分解され生じたアミノ酸も**アミノ酸プール**に加わり，利用されている。たんぱく質摂取が不足すると，成長阻害や細菌感染に対する抵抗性の低下などが起こることはいうまでもないが，たんぱく質の過剰摂取は，尿素の排泄のために腎臓に負担を与える。特に乳児では，高濃度たんぱく質ミルクの投与により，脱水症状が起こることがある。乳幼児のたんぱく質欠乏症としては，**マラスムスとクワシオルコール**がある。たんぱく質とエネルギー摂取量がともに不足するマラスムスでは，体脂肪の消失，発育の停止がみられる。また，たんぱく質摂取量が不足するクワシオルコールでは，低アルブミン血症，浮腫，脂肪肝，皮膚の変化，消化管障害などがみられる。

5）食物アレルギー

食物が抗原として生体に作用して免疫学的反応を起こし，生体に不利な反応を現すものを広義の**食物アレルギー**という。**抗原**とは，アレルギーを起こす原因物質であるが，代表的なものとして食品のたんぱく質があげられる。食品のたんぱく質は，前述したように，消化されてアミノ酸となり吸収される。また，腸管には腸管免疫系が存在するので，通常，食品中のたんぱく質は抗原として働かない。しかし，消化吸収機能や腸管免疫系の働きが低下すると，食品のたんぱく質が消化されて生じるペプチドが抗原となり，**アレルギー反応**（嘔吐，下痢，炎症など）が起こる。消化管機能や腸管免疫系が未発達の乳児や小児では，成人より食物アレルギーが起こりやすい（p.173参照）。

幼児期でのアレルギーを起こしやすい食品として，卵，牛乳，小麦などあり，特に注意が必要である。

3．ミネラル・ビタミンの機能

（1）ミネラル

ミネラル（**無機質**）は，①不溶性の塩として骨や歯などの構成成分となる，

②イオンとして生理作用を示す，③有機化合物の成分となり生理活性作用を発現させる，という働きがある。ここでは，重要なミネラルの栄養価と欠乏時の問題点を解説する（資料編：p. 178参照）。

1）カルシウム（Ca）

カルシウムは塩（リン酸カルシウム，炭酸カルシウム）として骨や歯の成分となる。また，カルシウムイオンとして，筋肉の収縮や血液の凝固因子となる。さらに，カルシウムは神経伝達物質であり，精神の安定性に寄与するとされている。カルシウムの吸収と骨形成にはビタミンDが必要である。またカルシウムとリンの比率が悪い（いずれか一方が他の2倍以上）と，カルシウムの吸収率が下がる。さらに野菜に含まれるシュウ酸や穀類に含まれるフィチン酸は，カルシウムと不溶性の塩を形成して，カルシウムの吸収率を下げる要因となる。カルシウムの欠乏症としては，成人では骨軟化症や骨粗鬆症があげられる。

2）リン（P）

リンはカルシウムと同様に骨や歯の成分となる。また，核酸，リン脂質，リンたんぱく質などの成分となり細胞機能の発現に関与している。

3）マグネシウム（Mg）

マグネシウムは代謝（エネルギーの産生など）に関与している多くの酵素に含まれており，代謝を促進する働きがある。また，筋肉の収縮や神経機能においても重要な役割を果たしている。

マグネシウムはカリウムとともにイオンとして細胞内液に多く存在し，カルシウムとナトリウムはイオンとして細胞外液に多く存在する（図3-14）。これらのイオンのバランスが細胞の形態や機能を保つために重要である。カルシウム・マグネシウム比（Ca/Mg）が大きいほど虚血性心疾患の死亡者が多いというデータがある（図3-15）。

4）食塩（ナトリウム（Na），塩素（Cl））

食塩は体液中では**ナトリウムイオン**と**塩素イオン**となる。どちらも細胞外液に多く存在し，細胞外液の浸透圧を高める働きがある。したがって，食塩の過剰摂取は高血圧の原因となる。塩素は胃液中の塩酸（HCl）の形成にも用いら

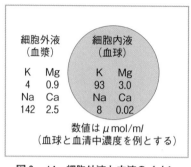

図 3 −14　細胞外液と内液のイオン
（糸川嘉則　食とミネラル　学会出版センター　2000）

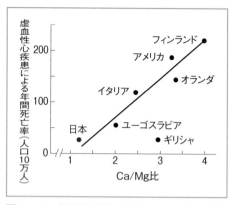

図 3 −15　虚血性心疾患と食事中の Ca/Mg 比との関連
（Karppanen H, et al: *Adv Cardiol*, 25, p. 9　1978）

れる。

5）カリウム（K）

　カリウムイオンはナトリウムイオンとは反対に細胞内液に多く存在する。し
たがって，ナトリウム・カリウム比（Na/K）が高血圧症の発症要因の一つと
して注目されている。すなわち，**カリウム**を多く摂取して Na/K を下げると高
血圧の予防および治療に有効であると考えられる。カリウムはいも類，野菜類，
果実類に多く含まれており，これらの食品摂取が，高血圧の予防に重要である。

6）　鉄（Fe）

　鉄は酸素を運搬する**ヘモグロビン**（Hb）と酸素を貯蔵する**ミオグロビン**（Mb）
の構成成分である。これらは，鉄とたんぱく質の複合体である。したがって鉄
が欠乏すると鉄欠乏性の貧血になる。

7）微 量 元 素

　近年，銅（Cu），亜鉛（Zn），セレン（Se）などの**微量元素**が注目されてい
る。これらは主として酵素の成分となりその機能の発現に重要な役割を果たし
ている。活性酸素処理系のスーパーオキシドジムスターゼには**銅**や**亜鉛**が，グ
ルタチオンペルオキシダーゼには**セレン**が含まれている。

（2）ビタミン

　ビタミンは物理的性質から**脂溶性ビタミン**（A，D，E，K）と**水溶性ビタミン**（B群，C）に分類される。また，ビタミンは重要な生理作用（栄養価）があるが，その摂取基準量は微量であり，欠乏症が起こりやすい。ここでは，重要なビタミンの栄養価と欠乏症について解説する（資料編：p.179参照）。

1）ビタミンA

　ビタミンAは視覚発現に関する生理作用がある。ビタミンAは目の網膜にある光を感じる色素（ロドプシン）を合成する作用があり，不足すると夜盲症（夜間の視力が低下する疾患）になる。成長期には不足すると成長障害が起こる。

　ビタミンAは前駆体である**プロビタミンA**（β-カロテンなど）が存在する。プロビタミンAはビタミンAとしての生理作用はないので，体内でビタミンAに変化する必要がある。**β-カロテン**はビタミンAが2分子結合した形をしているが，体内でのビタミンAへの変換率は約50％である（図3-16）。

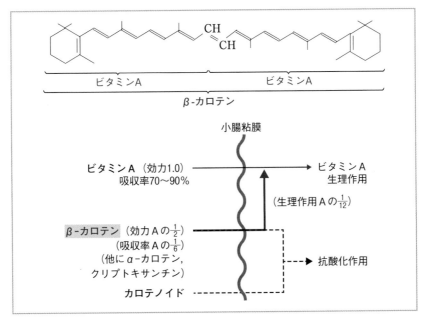

図3-16　ビタミンAとプロビタミンA

ビタミンAは，うなぎなどの脂質の多い食品に多く含まれている。また，プロビタミンAは緑黄色野菜（にんじん，かぼちゃなど）に多く含まれている。

2）ビタミンD

ビタミンDの前駆体はプロビタミンDが存在する。また，ビタミンDは肝臓と腎臓で生理作用を有する活性型ビタミンDに変換される。これらの関係を図3－17に示した。プロビタミンDがビタミンDに変わるためには紫外線照射が必要であり，以前は日光浴が推奨されたことがある。しかし，過度の日光浴は皮膚がんの危険性があるので注意が必要である。

ビタミンD活性型は，カルシウムの吸収や骨形成を促進する生理作用がある。欠乏すると，くる病（骨の奇形）になる。また，成人では，骨軟化症や骨粗鬆症になる。

3）ビタミンE

ビタミンEの生理作用は抗酸化作用である。特に，細胞膜の構成成分であ

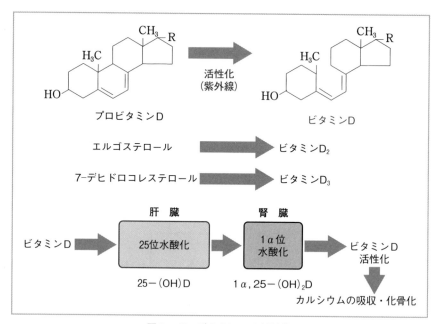

図3－17　ビタミンDの活性化

る多価不飽和脂肪酸の過酸化を防止し，細胞膜を正常に保つ作用が重要である。したがって，ビタミンEは，老化防止，生活習慣病の予防に有効であると考えられている。

4）ビタミンK

ビタミンKは血液の凝固因子の一つである。血液の凝固因子は12種類存在するが，先に解説したカルシウムもその一つである。

5）ビタミンB群

ビタミンB群のうち，ビタミンB₁，B₂，ナイアシン，パントテン酸はエネルギーの産生に関する代謝酵素の補酵素として働いている（図3-18）。ビタミンB₁の欠乏症として脚気が，ナイアシンの欠乏症としてペラグラ（重い皮膚

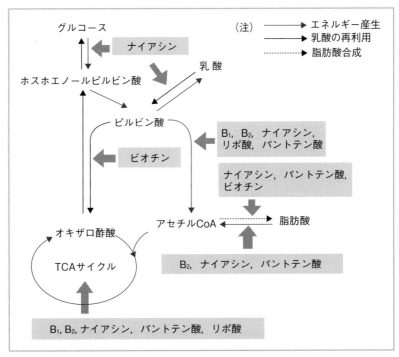

図3-18　ビタミンB群の代謝反応における働き

（林淳三編著　Nブックス三訂栄養学総論　p.101　建帛社　2015）

病）がある。ビタミン B_6 は可欠アミノ酸の生成など，各種のアミノ酸代謝に関する酵素の補酵素であり，たんぱく質の合成に必要なビタミンである。ビタミン B_{12} と**葉酸**は，造血作用に関与するビタミンである。

6）ビタミンC

ビタミンCは結合組織であるコラーゲンの合成に必要であり，欠乏症としては，毛細血管が弱くなり内出血しやすくなる**壊血病**が知られている。ビタミンCは酸化されやすく熱分解しやすい性質があり，水溶性であることも加わり，食品の保存や調理・加工中に失われやすいビタミンである。ビタミンCは野菜や果物に多く含まれているが，それらを貯蔵するときは，ラップなどで密閉して冷蔵貯蔵するとビタミンCの酸化を防止することができる。一方，酸化されやすいことから，ビタミンCには**抗酸化作用**がある。近年，ビタミンCの抗酸化作用が注目されており，老化の防止や生活習慣病の防止にも役立つと期待されている。

4．水の働きと出納

水は，「生体反応の場」，「消化・吸収」，「物質の輸送」，「物質の分泌，排泄」，「電解質の平衡維持」，「体温の調節」等に，重要な役割を果たしている。健康な状態では，体内水分量は一定に保たれており摂取水（飲料水，食物中の水，代謝水）と排泄水（尿，肺や皮膚からの蒸発水，便中の水）はそれぞれ，2,000〜2,500mL である。排泄水のうち，尿はおよそ1,000mL であり，そのうち約500mL は老廃物を体外に排出するために必要な不可避尿である。

5．エネルギー消費

エネルギー消費量は，基礎代謝量と生活活動エネルギー消費量の合計であり，**基礎代謝量**とは，「身体的，精神的に安静な状態で代謝される最小のエネルギー代謝量であって，生きていくために必要な最小のエネルギー代謝量」である。

具体的には，精神を安定させ横になり眼を閉じて「静かな呼吸」を行い，「必要最低限の血液が循環」し，「体温が保持」されている状態での代謝量である。基礎代謝量は一般成人（18〜49歳）男性で約1,530kcal，女性で1,140kcalとされている。**生活活動エネルギー消費量**は，活動等によって増加したエネルギー量である。エネルギー消費量は，**ヒューマンカロリーメーター**や**呼気分析法**等の直接法で測定することができる。

　また間接的には，エネルギー消費量は以下のようにして求められる。

　食事摂取基準では，エネルギー消費量＝エネルギー必要量として式1により，運動・身体活動時の消費エネルギー量は式2により求められる。

式1　推定エネルギー必要量（kcal/日）
　　　　＝基礎代謝量（kcal/日）×身体活動レベル

　　　基礎代謝量は表4-6，身体活動レベルは表4-7を参照（p.87）。

式2　エネルギー消費量（kcal）＝エクササイズ×体重（kg）×1.05

　　　エクササイズは，メッツ（運動強度）に運動時間（時間）を乗じたもの。
　　　メッツは，安静時代謝量を1として，何倍の強度かを示した数値。
　　　安静時代謝量は，基礎代謝量の1.2倍とみなされている。

　私たちは，エネルギー消費量に見合うエネルギーを食物から摂取する必要がある。三大栄養素1gを物理的に燃焼した場合，糖質，脂質，たんぱく質は，それぞれ4.1kcal，9.47kcal，および5.65kcalのエネルギーが産生される。たんぱく質の場合は，尿中に排泄される窒素化合物エネルギー（1.3kcal）を差し引くと1gが燃焼した場合，4.35kcalのエネルギーが産生される。これらの値にそれぞれの消化吸収率（98％，95％，92％）を乗じると**糖質，脂質，たんぱく質をそれぞれ1g摂取すると**，それぞれおよそ，**4kcal，9kcal，4kcal**のエネルギーが得られることになる。この数値をアトウォーターの**エネルギー換算係数**という，食事からの糖質，脂質，たんぱく質摂取量がわかれば，この係数を乗じることによって，摂取エネルギー量を求めることができる。

4 食 事 と 健 康

★ 概要とねらい

　食事提供や栄養教育を通して，健康の維持・増進や疾患の予防・改善を図ることを栄養ケアといい，適切な栄養ケアを効率的かつ系統的に行うシステムを，栄養ケア・マネジメントという。栄養ケア・マネジメントは，栄養スクリーニング→栄養アセスメント→栄養ケア計画作成→栄養ケア実施→モニタリング→評価の一連の流れにより実施される。栄養アセスメントとは，臨床診査，身体計測，生化学検査，食事調査，食行動調査等を行い，栄養状態を総合的，客観的に評価・判定することである。

　栄養状態の評価・判定の一つである栄養素の過不足は，食事調査によって得られたエネルギーや栄養素摂取量を「日本人の食事摂取基準（2020年版）」を用いて評価する。

　健康の維持・増進や疾患の予防・改善には，適正な栄養摂取だけでなく身体活動の増加も欠かせない。厚生労働省は，近年，高齢者が急増し，生活習慣病予防のみならず，運動器障害や認知症など幅広い疾患の予防が必要であるとして，「健康づくりのための身体活動基準2013」，「健康づくりのための身体活動指針2013（アクティブガイド）」を策定した。

　本章では，栄養状態の評価項目である身体計測，生化学検査，食事調査，および「日本人の食事摂取基準（2020年版）」，「健康づくりのための身体活動基準2013」，「健康づくりのための身体活動指針2013（アクティブガイド）」を学び，栄養状態，健康状態の適正な評価を理解する。

1．栄養状態の判定

栄養状態の評価・判定は，臨床診査（問診，身体所見），身体計測，生化学検査，食事調査，食行動などの結果から得られた客観的情報に基づいて行う。

（1）身体計測

身体全体，または一部を測定することによって身体の構成成分（脂肪量，筋たんぱく質量）や，身体の大きさから栄養状態を評価する。**身体計測の評価基準**として，日本栄養アセスメント研究会が作成した**日本人の新身体計測基準値 JARD 2001**[1]を用いることもある。

1）身長，体重

身長，体重は，最も簡便な身体計測である。**身長**は，体格指数や標準体重を算出するのに用いる。**身長の測定方法**は，直立姿勢が可能な場合は，身長計で測定するが，寝たきりや背中が曲がっている場合は，仰臥位，指極^{ぎょくかい}（腕を左右に水平に広げ，両中指の先端間の直線距離），膝高^{ひざだか}などから身長を推定する。**体重**は，栄養状態の判定に重要な指標で，筋肉や貯蔵脂肪量を評価する。食事や排泄の影響を避けるため，早朝，空腹時，排尿後に測定する。**体重の測定方法**は，寝たままや車いすに乗った状態でも測定可能な体重計もあるが，下腿周囲長^{かたい}（ふくらはぎの周囲の長さ）から体重を推定することもできる。身長，体重による栄養状態の評価方法には，体重と身長を組み合わせた体格指数や，体重のみを用いた標準体重比，健常時体重比，体重減少率がある。

① **体格指数**（表4－1）　身長と体重を組み合わせて算出するもので，成人は BMI（body mass index），乳幼児は**カウプ指数**，学童期は**ローレル指数**が用いられる。

② **標準体重比（%）**　測定時体重/標準体重* ×100

評価は，90%以上を正常，70%以下は高度栄養不良である。

表4－1　体格指数

		算　出　法	判　定
乳幼児期	カウプ指数	体重（g） /身長（cm）^{2}×10	13未満：やせ 20以上：肥満
学童期	ローレル指数	体重（kg） /身長（cm）^{3}×10^7	100未満：やせ 160以上：肥満
成　人	BMI	体重（kg） /身長（m）^{2}	18.5未満：やせ 25.0以上：肥満

＊　**標準体重**：男女共に有病率が最も低いとされる **BMI＝22** を用いて求める。栄養ケア計画を立てる際にも，エネルギーや栄養素の必要量は標準体重を基準にして決定する。

標準体重（kg） ＝ 身長（m）^{2} × 22

③　**健常時体重比（％）**　　測定時体重/健常時体重×100

健常時体重とは，健康なときの体重であり，個人の体格の特徴が表われているため，健常時体重比は標準体重比より信頼度が高い。評価は，95％以上を正常，75％以下は高度栄養不良である。

④　**体重減少率（％）**　　（健常時体重－測定時体重）/健常時体重×100

低栄養の評価に有用である。評価は，6か月以内の体重減少が10％以上または1日の体重減少が0.2％以上の持続で中等度以上の栄養不良である。

2）体 脂 肪 量

体重の減少は，体脂肪量の減少だけでなく，骨格筋量の減少や脱水による水分損失によっても生じる。一方，**体重の増加**も体脂肪量の増加だけでなく，浮腫や腹水によっても生じる。そのため，体重の変化だけでなく，体脂肪量や骨格筋量などの**体組成の変化**もみなければならない。

体脂肪はエネルギーの貯蔵場所であり，**体脂肪量**はその貯蔵量を評価している。**体脂肪量の測定方法**には，皮下脂肪厚，生体インピーダンス法，二重エネルギーX線吸収測定法（DEXA：dual energy X-ray absorptiometry）がある。

①　**皮下脂肪厚**　　皮脂厚計を用いて測定する。測定部位は，**上腕三頭筋部**

皮下脂肪厚（TSF：triceps skinfold thickness）と肩甲骨下端部皮下脂肪厚（SSF：subscapular skinfold thickness）が推奨されている。

　評価は，JARD2001の基準値に対する割合である％TSF，％SSFが90％以上を正常，60％以下は高度栄養不良とする。また，TSF＋SSFの値が，女性は45mm以上，男性は35mm以上を肥満と評価する。

　②　生体インピーダンス法　　筋肉などの組織は電気を通すが，体脂肪は電気を通さないことを利用した体脂肪測定法である。手や足に微弱な交流電流を流して，電気抵抗から体脂肪量を測定する。評価は，測定機器によって異なる。

　③　二重エネルギー X 線吸収測定法（DEXA）　　最も正確な測定法で，**体脂肪量だけでなく，骨密度も同時に測定できる。**

3）体脂肪の分布と肥満

　体脂肪は量だけでなく，体内の脂肪分布も重要である。体脂肪は，分布の違いによって皮下脂肪と内臓脂肪に分けられ，また，肥満の分類も体脂肪の体内分布によって皮下脂肪型肥満と内臓脂肪型肥満に分類される。**皮下脂肪型肥満**は，**洋ナシ型肥満**ともいい，皮下組織に脂肪が蓄積する肥満で，下半身に脂肪がつき，女性に多い。**内臓脂肪型肥満**は，**リンゴ型肥満**ともいい，腹腔内に脂肪が蓄積する肥満で，上半身に脂肪がつき，中高年以降の男性に多い。内臓脂肪の蓄積は，インスリン抵抗性を呈し（インスリンが働かなくなる），その結果，糖尿病，高血圧，脂質異常症を招き，動脈硬化性疾患（心筋梗塞，脳梗塞）を発症する。この病態を**メタボリックシンドローム**といい，2005（平成17）年に診断基準（表 4 - 2）が示された。体脂肪の体内分布の評価指標には，腹部CT，腹部 MRI，ウエスト周囲径，ウエスト・ヒップ比がある。

　①　腹部 CT，腹部 MRI　　臍高レベルの腹部 CT，腹部 MRI 画像より，内臓脂肪面積が100cm²以上を内臓脂肪型肥満としている。

　②　ウエスト周囲径　　立位で，軽く息を吐いた状態で，**臍周囲径**を測定する。特定健康診査のメタボリックシンドロームの一次スクリーニング項目のひとつであり，診断基準は，ウエスト周囲径が男性85cm 以上，女性90cm 以上を内臓脂肪面積100cm²以上に相当する内臓脂肪型肥満としている。

表4-2　メタボリックシンドロームの診断基準

必須項目		選択項目　これらの項目のうち2項目以上
内臓脂肪蓄積 　　ウエスト周囲径　男性≧85cm 　　　　　　　　　　女性≧90cm （内臓脂肪面積　男女とも≧100cm²に相当）	＋	高トリグリセリド血症　　　≧150mg/dL かつ／または 低 HDL コレステロール血症＜40mg/dL
		収縮期（最大）血圧　　　　≧130mmHg かつ／または 拡張期（最小）血圧　　　　≧85mmHg
		空腹時高血糖　　　　　　　≧110mg/dL

＊CT スキャンなどで内臓脂肪量測定を行うことが望ましい。
＊ウエスト周囲径は立ったまま，軽く息をはいた状態で臍周りを測定する。
＊高トリグリセリド血症，低 HDL コレステロール血症，高血圧，糖尿病に対する薬剤治
　療を受けている場合は，それぞれの項目に含める。

（日本内科学会雑誌　94（4）　794　2005）

③　**ウエスト・ヒップ比**　　ウエスト径（ウエスト周囲径）をヒップ径で割っ
た比率である。ウエスト径は臍周囲径を，ヒップ径は臀部の最も張り出した部
位の周囲径を測定し算出する。男性は1.0以上，女性は0.9以上を内臓脂肪型肥
満としている。

4）骨 格 筋 量

骨格筋量の評価は，**体内のたんぱく質貯蔵量**を評価している。評価の指標に
は，上腕周囲長，上腕筋囲，上腕筋面積がある。

①　**上腕周囲長（AC：arm circumference）**　　　　上腕三頭筋部皮下脂肪厚
（TSF）を測定した腕の同じ位置の周囲径を測定する。皮下脂肪の要素も含ま
れるので，筋たんぱく質の貯蔵だけでなく，エネルギーの貯蔵も反映している。

②　**上腕筋囲（AMC：arm muscle circumference）**　　　　筋たんぱく質と内
臓たんぱく質の貯蔵量を反映する。TSF と AC より算出する。

③　**上腕筋面積（AMA：arm muscle area）**　　　　筋たんぱく質の貯蔵量を反
映する。AMC より計算式を用いて求める。

評価は，JARD2001の基準値に対する割合である％AC，％AMC，％AMA
が90％以上を正常，60％以下は高度栄養不良とする。

（2）生化学検査[2]

血液，尿を採取し，生化学的，免疫学的手法を用いて分析し，栄養状態を評価する臨床検査である。生活習慣病の評価指標等についても述べる。

1）たんぱく質代謝関連項目

① **血清アルブミン**　　血清中に最も多量に存在するたんぱく質である。血清アルブミンの低下は，**低栄養状態の指標**となるが，合成されて分解されるまでの平均的な期間（半減期）が14〜21日であるため，短期間の栄養状態を評価するには不適当である。

基準値：3.8〜5.3g/dL

評価は，3.0〜3.5g/dL で軽度，2.5g/dL 未満では高度の栄養不良である。また，肝硬変，ネフローゼ症候群でも低値を示し，脱水では高値を示す。

② **急速代謝回転たんぱく質**　　血中の半減期の短いたんぱく質で，**トランスフェリン**（半減期：10日），**プレアルブミン**（半減期：3〜4日），**レチノール結合たんぱく質**（半減期：12〜16時間）がある。これらの検査項目は，代謝回転が速く，鋭敏であるため，**短期間の栄養状態の指標**として有用である。

基準値：トランスフェリン　200〜400mg/dL

　　　　プレアルブミン　男性：23〜42mg/dL，女性：22〜34mg/dL

　　　　レチノール結合たんぱく質　4〜5mg/dL

③ **クレアチニン身長係数**　　尿中クレアチニン排泄量より算出する。クレアチニンは，筋肉に存在するクレアチンリン酸が代謝され，生成される成分で尿中に排泄される。そのため，尿中のクレアチニン排泄量より算出する**クレアチニン身長係数**は，対象者と同じ身長の標準体重者との**筋肉量**の比較に用いる。クレアチニン身長係数（％）は下記の計算式を用いて求める。

1日尿中クレアチニン排泄量（mg）/ 標準1日尿中クレアチニン排泄量（mg）×100
　　標準1日尿中クレアチニン排泄量＝男性：23mg/体重 kg×標準体重
　　　　　　　　　　　　　　　　　　女性：18mg/体重 kg×標準体重

評価は，60％以下は高度栄養不良である。

2）糖質代謝関連項目

① **空腹時血糖値**　　糖尿病の診断に用いられる。食後の血糖値は20〜60

mg/dL 上昇するため，空腹時に採血を行う。空腹時採血とは，検査前日の夕食から検査当日の朝食までの，12～14時間絶食し早朝に行う採血をいう。

基準値：70～109mg/dL

糖尿病の診断基準は，126mg/dL 以上が糖尿病である。

②　**食後血糖値**　　食後の高血糖は，細小血管障害である腎症，網膜症，神経障害（糖尿病の三大合併症）を招くため，食後血糖値も**糖尿病の経過観察**において重要である。

③　**ヘモグロビン A1c（HbA1c）**　　HbA1c は，ヘモグロビンとグルコースが結合したもので，採血日より過去 1～2 か月の血糖コントロール状態を反映する（p.157参照）。

基準値：4.6～6.2％

糖尿病の診断基準は，6.5％以上が糖尿病である。

3）脂質代謝関連項目

①　**総コレステロール**　　**動脈硬化性疾患の評価指標**である。高値を示すと脳梗塞や心筋梗塞などの動脈硬化性疾患を招き，低値を示すと脳出血を招く。

基準値：130～220mg/dL

②　**LDL コレステロール**　　**動脈硬化性疾患の評価指標**で，総コレステロールより鋭敏な指標である。

基準値：17～139mg/dL

③　**HDL コレステロール**　　抗動脈硬化作用のある HDL コレステロールは，低値を示すと動脈硬化性疾患を招く。

基準値：40～70mg/dL

④　**中性脂肪**　　高値を示すと血栓ができやすく，動脈硬化性疾患を招く。

基準値：30～150mg/dL

4）腎臓疾患

①　**GFR，e-GFR，クレアチニンクリアランス**　　いずれも**腎機能の指標**である。GFR（糸球体濾過量）は，イヌリンを投与して血中および尿中のイヌリン値より求める。e-GFR（推算 GFR）は，血中クレアチニン値と年齢より求

めるもので，簡便なため慢性腎臓病（CKD）の診断にも用いられる。**クレアチ**
ニンクリアランスは，血中および尿中のクレアチニン値より求める。これらの
値が低値を示すと腎機能低下を意味する。慢性腎臓病の診断基準では，GFR
が60mL/分/1.73m^{2}未満を腎機能低下としている。

② **尿素窒素**　　腎機能が低下すると**血中尿素窒素**は上昇する。一方，**尿中**
尿素窒素からは，たんぱく質摂取量を推定することができるため，腎臓病患者
の栄養管理において，たんぱく質制限が厳守されているかの確認に利用される。

基準値：8 ～20mg/dL（血中尿素窒素）

5）肝臓疾患

① **AST, ALT**　　AST（アスパラギン酸アミノトランスフェラーゼ）は，
心臓，肝臓，骨格筋に多く存在する酵素で，血中の AST 上昇は，これらの組
織の障害を意味する。心筋梗塞，肝臓疾患で高値を示す。GOT ともいう。

基準値：5 ～25IU/L（IU は酵素活性の単位：international unit）

ALT（アラニンアミノトランスフェラーゼ）は，肝臓に多く存在する酵素で，
血中の ALT は，肝障害の有無や程度を知る指標となる。血中の ALT の上昇
は，肝臓の障害を意味する。肝臓疾患で高値を示す。GPT ともいう。

基準値：3 ～30IU/L

② **γ-GTP**　　γ-GTP（γ-グルタミルトランスペプチダーゼ）は，**肝臓疾患，**
胆道疾患のスクリーニングに用いられる。脂肪肝，アルコール性肝炎，胆道閉
塞で高値を示す。

基準値：0 ～50IU/L

③ **コリンエステラーゼ**　　肝臓のたんぱく質合成能の指標である。肥満，
脂肪肝で高値を示すが，その他の肝臓疾患では低値を示す。

基準値：3,600～7,600IU/L

6）貧　　血

Hb（ヘモグロビン）は，貧血の有無の判定に用いられ，Hb の減少は貧血を
意味する。さらに **MCV**（平均赤血球容積），**MCH**（平均赤血球ヘモグロビン量），
MCHC（平均赤血球ヘモグロビン濃度）を算出することで貧血の種類がわかる。

鉄欠乏性貧血は，MCV，MCH，MCHC が低下する。ビタミン B_{12} や葉酸が欠乏して起こる巨赤芽球性貧血では，MCV，MCH が上昇する。

（3）食事調査[3)]

　食事調査は，栄養ケア計画作成の重要な指標となる。食事摂取状況より，エネルギーや栄養素の摂取量（以下「栄養素等摂取量」），摂取した食品の種類や量，外食の頻度，欠食，遅い夕食，夜食といった食習慣などを評価・判定する。調査方法には，**食事記録法，陰膳法，24時間思い出し法，食物摂取頻度調査法**がある。自分の食べた量は少なく申告（過小申告）しがちで，食事調査から得られる栄養素等摂取量と実際とでは10～15％の誤差が生じることもある。栄養素等摂取量は，食事摂取基準と比較するが，身体計測値や生化学検査と合わせた食事の評価が必要である。

1）食事記録法

　対象者が毎回の食事について，料理名，食品名，食品の量を記録する方法で，栄養素等摂取量の計算は食品成分表を用いて行う。習慣的な摂取量を把握するためには，3日間から1週間の調査が必要である。食品の量の記録は，重量や容量を測定する**秤量記録法**とご飯茶碗1杯，食パン6枚切り1枚などの概量で記録する**目安量記録法**がある。食事記録法の長所としては，対象者の記憶に依存しないこと，短所としては，調査期間中の食事が通常と異なる可能性があることがあげられる。また，秤量記録法は，食事調査法のなかでは正確な方法であるが，対象者の負担は大きい。

2）陰　膳　法

　対象者が摂取した食物と同じものを同量集め，化学分析して栄養素等摂取量を計算する方法である。長所としては，対象者の記憶に依存しないこと，短所としては，対象者の負担が大きいこと，調査期間中の食事が通常と異なる可能性があること，摂取した食品のサンプルを全部集められない場合もあること，手間と費用がかかることがあげられる。

3）24時間思い出し法

　調査員が対象者に，前日24時間に摂取したすべての食品を，フードモデルや写真を使って目安量を尋ね聞き取る方法で，栄養素等摂取量の計算は食品成分表を用いて行う。長所としては，対象者の負担は比較的少ないこと，短所としては，対象者の記憶に依存すること，調査員の聞き取り方に熟練が必要であることがあげられる。

4）食物摂取頻度調査法

　特定の食品について，長期間にわたる平均的な摂取頻度と1回当たりの食品のポーションサイズから栄養素等摂取量を求める方法で，調査員が対象者に直接面接して聞いたり，対象者が自分で調査表に記入する自己記入法がある。長所としては，簡便であること，自己記入法は大勢の集団に対して調査することが可能であること，短所としては，対象者の記憶に依存することがあげられる。

2．日本人の食事摂取基準（2020年版）[4]

（1）概　　　要

1）策定目的（図4－1）

　日本人の食事摂取基準は，健康な個人および集団を対象として，国民の健康の保持・増進，生活習慣病の予防のために参照するエネルギーおよび栄養素の摂取量の基準を示すもので，1日当たりの習慣的摂取量として示されている。高齢化の進展や糖尿病等有病者数の増加をふまえ，健康日本21（第二次）での主要な生活習慣病（がん，循環器疾患，糖尿病，COPD：慢性閉塞性肺疾患）の発症予防と重症化予防の徹底を図ることを受け，食事摂取基準（2020年版）でも健康の保持・増進とともに，生活習慣病（高血圧，脂質異常症，糖尿病，慢性腎臓病）発症予防および，重症化予防に加えて，高齢者の低栄養予防やフレイル予防も視野に入れ策定した。

2）策定対象の栄養素

　1歳以上について策定した栄養素とその指標を表4－3に示す。

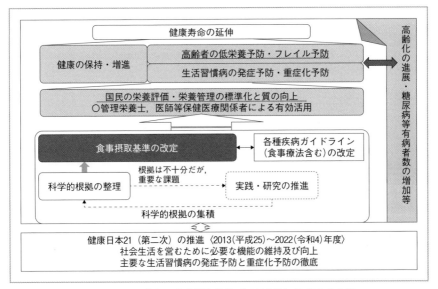

図4－1　日本人の食事摂取基準（2020年版）策定の方向性

3）使用期限と対象

使用期限は，2020年度から2024年度までの5年間とした。

対象となるのは，健康な個人および集団である。生活習慣病等に関する危険因子を有していたり，また高齢者ではフレイルに関する危険因子を有していても，おおむね自立した日常生活を営んでいる者を含む。具体的には，歩行や家事などの身体活動を行い，体格(BMI)が著しく標準より外れていない者である。

4）年齢区分（表4－4）

乳児は0～5か月と6～11か月の2区分とし，エネルギーやたんぱく質については，0～5か月，6～8か月，9～11か月の3区分とする。小児は1～17歳，成人は18歳以上，高齢者は65～74歳と75歳以上の2区分とする。

5）参照体位（参照身長，参照体重）（表4－4）

日本人の食事摂取基準は，性および年齢に応じ，日本人として平均的な体位（身長，体重）を想定して策定されている。この体位を**参照体位**と呼び，望ましい体位ということではない。

表4-3　食事摂取基準で策定した栄養素と指標*1（1歳以上）

栄養素		推定平均必要量（EAR）	推奨量（RDA）	目安量（AI）	耐容上限量（UL）	目標量（DG）
たんぱく質*2		○b	○b	—	—	○*3
脂質	脂質	—	—	—	—	○*3
	飽和脂肪酸*4	—	—	—	—	○*3
	n-6系脂肪酸	—	—	○	—	—
	n-3系脂肪酸	—	—	○	—	—
	コレステロール*5	—	—	—	—	—
炭水化物	炭水化物	—	—	—	—	○*3
	食物繊維	—	—	—	—	○
	糖類	—	—	—	—	—
主要栄養素バランス*2		—	—	—	—	○*3
ビタミン	脂溶性 ビタミンA	○a	○a	—	○	—
	ビタミンD*2	—	—	○	○	—
	ビタミンE	—	—	○	○	—
	ビタミンK	—	—	○	—	—
	水溶性 ビタミンB1	○c	○c	—	—	—
	ビタミンB2	○c	○c	—	—	—
	ナイアシン	○a	○a	—	○	—
	ビタミンB6	○b	○b	—	○	—
	ビタミンB12	○a	○a	—	—	—
	葉酸	○a	○a	—	○*7	—
	パントテン酸	—	—	○	—	—
	ビオチン	—	—	○	—	—
	ビタミンC	○x	○x	—	—	—
ミネラル	多量 ナトリウム*6	○a	—	—	—	○
	カリウム	—	—	○	—	○
	カルシウム	○b	○b	—	○	—
	マグネシウム	○b	○b	—	○*7	—
	リン	—	—	○	○	—
	微量 鉄	○x	○x	—	○	—
	亜鉛	○b	○b	—	○	—
	銅	○b	○b	—	○	—
	マンガン	—	—	○	○	—
	ヨウ素	○a	○a	—	○	—
	セレン	○a	○a	—	○	—
	クロム	—	—	○	○	—
	モリブデン	○b	○b	—	○	—

*1　一部の年齢区分についてだけ設定した場合も含む。
*2　フレイル予防を図る上での留意事項を表の脚注として記載。
*3　総エネルギー摂取量に占めるべき割合（％エネルギー）。
*4　脂質異常症の重症化予防を目的としたコレステロールの量と，トランス脂肪酸の摂取に関する参考情報を表の脚注として記載。
*5　脂質異常症の重症化予防を目的とした量を飽和脂肪酸の表の脚注に記載。
*6　高血圧及び慢性腎臓病（CKD）の重症化予防を目的とした量を表の脚注として記載。
*7　通常の食品以外の食品からの摂取について定めた。
a　集団内の半数の者に不足又は欠乏の症状が現れ得る摂取量をもって推定平均必要量とした栄養素。
b　集団内の半数の者で体内量が維持される摂取量をもって推定平均必要量とした栄養素。
c　集団内の半数の者で体内量が飽和している摂取量をもって推定平均必要量とした栄養素。
x　上記以外の方法で推定平均必要量が定められた栄養素。

表4－4　参照体位（参照身長，参照体重）[*1]

年　　齢	男　　性		女　　性[*2]	
	参照身長（cm）	参照体重（kg）	参照身長（cm）	参照体重（kg）
0～5　（月）	61.5	6.3	60.1	5.9
6～11（月）	71.6	8.8	70.2	8.1
6～8　（月）	69.8	8.4	68.3	7.8
9～11（月）	73.2	9.1	71.9	8.4
1～2　（歳）	85.8	11.5	84.6	11.0
3～5　（歳）	103.6	16.5	103.2	16.1
6～7　（歳）	119.5	22.2	118.3	21.9
8～9　（歳）	130.4	28.0	130.4	27.4
10～11（歳）	142.0	35.6	144.0	36.3
12～14（歳）	160.5	49.0	155.1	47.5
15～17（歳）	170.1	59.7	157.7	51.9
18～29（歳）	171.0	64.5	158.0	50.3
30～49（歳）	171.0	68.1	158.0	53.0
50～64（歳）	169.0	68.0	155.8	53.8
65～74（歳）	165.2	65.0	152.0	52.1
75以上（歳）	160.8	59.6	148.0	48.8

*　1　0～17歳は，日本小児内分泌学会・日本成長学会合同標準値委員会による小児の体格評価に用いる
　　　身長，体重の標準値を基に，年齢区分に応じて，当該月齢及び年齢階級の中央時点における中央値
　　　を引用した。ただし，公表数値が年齢区分と合致しない場合は，同様の方法で算出した値を用いた。
　　　18歳以上は，平成28年国民健康・栄養調査における当該の性及び年齢階級における身長・体重の中
　　　央値を用いた。
*　2　妊婦，授乳婦を除く。

（2）指　　標

1）エネルギーの指標

　エネルギー摂取の過不足の回避を目的として，日本人の食事摂取基準（2010年版）では，エネルギーの設定指標として推定エネルギー必要量を策定したが，日本人の食事摂取基準の2015年版・2020年版では，摂取エネルギー量と消費エネルギー量のバランス（**エネルギー収支バランス**）を重要視している。成人期では，エネルギー収支バランスの指標として**目標BMI**を策定し，目標BMIの範囲内であれば，エネルギー収支バランスが維持されていることを示しており，その際の摂取エネルギー量が適正エネルギー量という考え方である。しかし，給食提供等の実際では，**推定エネルギー必要量**は必要であり，参考表として掲載されている。

2）栄養素の設定指標（図4－2）

①　**推定平均必要量**　　摂取不足の回避を目的として設定した。集団の50％

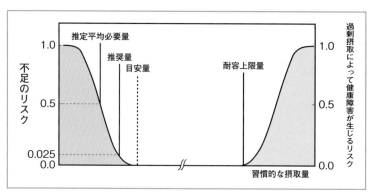

図4－2　食事摂取基準の各指標（推定平均必要量，推奨量，目安量，耐容上限量）を理解するための概念図

の人が必要量を満たす量である。実際に投与実験を行って求める。

　②　**推奨量**　摂取不足の回避を目的として設定した。集団の97～98％の人，つまりほとんどの人が必要量を満たす量である。推定平均必要量に推奨量算定係数を掛けて求める。推奨量算定係数は栄養素ごとに決まっている。

　③　**目安量**　摂取不足の回避を目的として設定した。十分な科学的根拠が得られず，推定平均必要量，推奨量が設定できない場合，一定の栄養状態を維持するのに十分な量として目安量を設定した。国民健康・栄養調査結果による摂取量や血液や尿中成分などの生体指標に基づいて求める。

　④　**耐容上限量**　過剰摂取による健康障害の回避を目的として設定した。健康障害をもたらすリスクがないとみなされる習慣的な摂取量の上限を与える量である。食品では「健康障害が発現しないことが知られている習慣的な摂取量」の最大値（**健康障害非発現量**，NOAEL：no observed adverse effect level）に，サプリメント等では過剰摂取による健康障害発現症例に基づいた「健康障害が発現したことが知られている習慣的な摂取量」の最小値（**最低健康障害発現量**，LOAEL：lowest observed adverse effect level）に，**不確実性因子**（安全性）を考慮して算定する。

　⑤　**目標量**　生活習慣病の発症予防を目的として，現在の日本人が当面の目標とすべき摂取量として設定した。生活習慣病の重症化予防およびフレイル

予防を目的とした目標量は，発症予防を目的とした目標量とは区別して示した。

（3）各　　論

1）エネルギー（p.87〜89：表4-5〜9）

　エネルギーの過不足を評価するために，18歳以上については目標BMIを策定した。観察疫学研究において報告された総死亡率が最も低いBMIを基に，疾患別の発症率とBMIとの関連，死因とBMIとの関連，日本人のBMIの実態等を考慮し，総合的に判断し目標とするBMIの範囲を設定した。65歳以上では，フレイル予防および生活習慣病予防の両者に配慮し，当面目標とするBMIの範囲を設定した。対象者のBMIが，目標BMIの範囲内であれば，そのときの摂取エネルギー量が適正なエネルギー量となる。また，給食の提供等で参考表の推定エネルギー必要量を活用する場合も，食事摂取状況や体重，BMIを用いてエネルギーの過不足の評価を忘れてはならない。

【推定エネルギー必要量の算定式】

　推定エネルギー必要量（kcal/日）＝基礎代謝量（kcal/日）×身体活動レベル
　　基礎代謝量（kcal/日）＝基礎代謝基準値（kcal/kg/日）×参照体重（kg）
　　成人の身体活動レベルは，18〜74歳はⅠ，Ⅱ，Ⅲの3区分，75歳以上はⅠ，Ⅱの2区分。
　　18〜64歳は，Ⅰ：1.50，Ⅱ：1.75，Ⅲ：2.00
　　65〜74歳は，Ⅰ：1.45，Ⅱ：1.70，Ⅲ：1.95，75歳以上は，Ⅰ：1.40，Ⅱ：1.65

2）たんぱく質（p.90：表4-10）

　推定平均必要量は，良質な動物性たんぱく質を摂取させて窒素出納実験を行って得られた体重1kg当たりのたんぱく質維持必要量に参照体重を掛け，日常食混合たんぱく質の利用効率で補正して求めた。たんぱく質摂取量の過不足は，生活習慣病の発症，重症化に関連すること，また高齢者のフレイル，サルコペニア予防のため，目標量がエネルギー比率で示されている。

3）脂　　質（p.91：表4-11）

　① **総脂質**　　目標量をエネルギー比率で示している。目標量の上限は，日本人の脂質，飽和脂肪酸摂取量に基づき，飽和脂肪酸の目標量の上限を超えない量として策定されている。目標量の下限は，日本人のn-3系，n-6系一

価不飽和脂肪酸の摂取量とグリセロールを考慮して策定されている。

　②　**飽和脂肪酸**　　目標量をエネルギー比率で示している。日本人の飽和脂肪酸摂取量より目標量の上限が策定されている。

　4）炭水化物・食物繊維（p.92：表4-12）

　目標量が設定されている。炭水化物の目標量はエネルギー比率で示されている。上限は，たんぱく質の目標量の下限と脂質の目標量の下限に対応する量である。下限は，たんぱく質の目標量の上限と脂質の目標量の上限に対応する量である。この場合，食物繊維が不足しないよう配慮が必要である。食物繊維の目標量は，日本人の成人（18歳以上）における食物繊維摂取量の中央値（14.6g/日）と，心筋梗塞による死亡率が最も低いと報告されている食物繊維摂取量の24g/日との中間値を，参照体重比の0.75乗で外挿して策定されている。

　5）エネルギー産生栄養素バランス（p.89：表4-9）

　エネルギーを産生する栄養素とこれらを構成する各種栄養素の摂取不足を回避するとともに生活習慣病の発症予防，重症化予防を目的として，たんぱく質，脂質，炭水化物，飽和脂肪酸の目標量をエネルギー比率で示されている。

　6）ビタミンA（p.95：表4-14）

　推定平均必要量は，ビタミンAの欠乏症を認めない肝臓への最低蓄積量を維持できる摂取量より求められている。過剰摂取により肝障害を招くことから耐容上限量が策定されている。

　7）ビタミンD（p.95：表4-14）

　目安量は，4季節4日間にわたる半秤量式食事記録法による調査結果より求められている。過剰摂取による高カルシウム血症を指標として耐容上限量が策定されている。

　8）ビタミンK（p.95：表4-14）

　ビタミンK摂取量は，納豆非摂取者で低い。しかし，明らかな健康障害は認められないため，目安量は，納豆非摂取者のビタミンK摂取量より求められている。

9）ビタミンB₁, ビタミンB₂（p. 92：表4－13）

ビタミンB₁, B₂はエネルギー生成に必要なビタミンである。推定平均必要量は，ビタミンB₁, ビタミンB₂の尿中排泄量が増大しはじめる摂取エネルギー量1,000kcal当たりの摂取量に推定エネルギー必要量を掛けて求められている。

10）葉　　　酸（p. 94：表4－13）

葉酸欠乏による巨赤芽球性貧血を予防するために，赤血球中の葉酸を300nmol/L以上に維持する最小摂取量を推定平均必要量としている。妊娠可能な女性へのプテロイルモノグルタミン酸投与実験結果より耐容上限量が策定された。

11）ビタミンC（p. 94：表4－13）

推定平均必要量は，心臓血管系の疾患の予防および抗酸化作用が期待できる量とされている。

12）カルシウム（p. 97：表4－15）

推定平均必要量は，要因加算法を用いた。体内カルシウム蓄積量，尿中カルシウム排泄量，経皮的損失量の合計量に見かけの吸収率で補正して求めた。耐容上限量は，カルシウムアルカリ症候群の発症のデータを基に算定された。

13）鉄（p. 98：表4－16）

推定平均必要量は，要因加算法を用いた。成人男性と月経のない女性は，基本的損失量を吸収率で補正して求めた。月経のある女性は，基本的損失量に月経血による鉄損失量を加え，吸収率で補正して求めた。**基本的損失量**とは，腸粘膜からの剥離や皮膚，汗から損失したものをいう。

14）カリウム（p. 96：表4－15）

高血圧の発症，および重症化予防の観点から目標量を設定した。

15）ナトリウム（p. 96：表4－15）

推定平均必要量は，便，尿，皮膚から損失するナトリウムの不可避損失量より求めた。また，高血圧，胃がん，CKD（慢性腎臓病）の発症・重症化予防の観点から，食塩相当量として目標量を設定した。

（4）活　　用（図4-3）

　食事摂取基準は，健康な個人または集団を対象として，健康の保持・増進，生活習慣病の発症，および重症化予防のための食事改善に活用する。活用にあたっては，PDCAサイクルに基づいて行う。まず，食事調査結果（食事状況のアセスメント）より，エネルギー・栄養素の摂取量が適切かどうかを評価する。食事評価に基づき，食事改善計画を立案し実施する。実施途中では，改善計画どおりに行われ，目標が達成されているか，適切な食事改善計画か否かの検証を行い，検証結果を踏まえ，計画の内容について見直しをする。

（5）生活習慣病の発症および重症化予防とエネルギー・栄養素の関連
　1）高血圧症

　高血圧症の発症，重症化を予防するためには食塩，アルコールを制限し，また肥満を呈する者はエネルギーを制限して肥満を改善する。また，降圧効果が期待されているカリウム，カルシウム，マグネシウム，食物繊維，n-3系脂

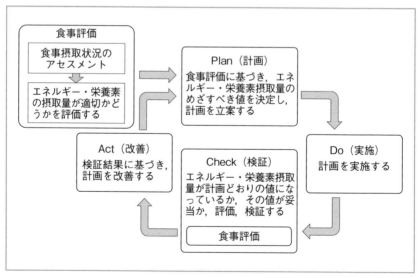

図4-3　食事摂取基準の活用とPDCAサイクル

肪酸，大豆たんぱく質を積極的に摂取する。

2）脂質異常症

脂質異常症の発症，重症化を予防するために，飽和脂肪酸，コレステロール，糖質を制限し，肥満を呈する者は肥満改善のためにエネルギーを制限する。また，血中脂質改善効果が期待されている n-3 系脂肪酸（IPA，DHA），水溶性食物繊維を積極的に摂取する。

3）糖　尿　病

糖尿病の発症・重症化予防のために，肥満を呈する者はエネルギーを制限して肥満を改善する。炭水化物は 1 日摂取量150g/日以上を目安量にする。エネルギー摂取比率では，炭水化物50~60％，たんぱく質20％以下，脂質20～30％を目安としている。脂質が25％を超える場合は，多価不飽和脂肪酸を増やす。また，血糖値上昇抑制効果のある食物繊維を20g/日以上摂取することを推奨している。

4）慢性腎臓病（CKD）

慢性腎臓病の重症化予防のために，たんぱく質を制限する。日本腎臓学会では，0.8～1.0g/kg 標準体重/日のたんぱく質制限を推奨している。しかし，高齢期の慢性腎臓病患者では，たんぱく質制限によって虚弱（フレイル）が高頻度にみられるため，健康な高齢者の推奨量以下のたんぱく質制限の実施は低栄養の発症リスクを念頭におく必要がある。また，心筋梗塞や脳卒中など心血管系疾患の発症頻度が高いことから，糖代謝異常，脂質代謝異常の原因となる肥満を呈する場合は，エネルギー制限により肥満を是正する。高血圧を呈するので食塩は制限する。腎機能障害の進行により，カリウムの排泄に支障をきたすと高カリウム血症を呈し，不整脈による突然死を招くため，血清カリウム値が4.0～5.4mEq/L の範囲になるようにカリウム摂取量を調節する。

3．健康づくりのための身体活動基準2013

　健康の保持・増進，生活習慣病の発症予防・重症化予防には，食事だけでなく，運動も欠かせない。厚生労働省は，健康づくりのための身体活動基準2013，健康づくりのための身体活動指針（アクティブガイド）を策定した（資料編：p.180）。それまでの「健康づくりのための運動基準2006」は，生活習慣病予防を目的としていたのに対し，「身体活動基準2013」では，体力アップを図ることで，生活習慣病予防だけでなく，ロコモティブシンドロームなどの運動器障害や認知症も予防し，健康寿命を延ばすことを目的としている。18～64歳と65歳以上に分けて策定されている。18～64歳は，3メッツ以上の強度の身体活動を毎日60分行うこと（歩数で8,000歩/日），65歳以上では，強度を問わず，身体活動を毎日40分行うこと（歩数で6,000歩/日）を推奨し，筋肉トレーニングやスポーツなどが含まれるとより体力アップに効果的であるとしている。身体活動には，生活活動（日常生活における労働，家事，通勤・通学などの身体活動）と運動（スポーツなど，特に体力の維持・向上を目的として計画的・意図的に実施する継続性のある身体活動）が含まれる。「身体活動基準2013」を受けて，アクティブガイドでは，毎日，今より10分多く身体を動かすことを推奨し，「いつでもどこでも＋10（プラス・テン）」を謳っている。

文　献

1）日本人の新身体計測基準値 JARD2001　栄養評価と治療　vol. 19（suppl.）2002
2）日本病態栄養学会編　病態栄養専門師のための病態栄養ガイドブック　メディカルレビュー社　2005
3）香川芳子監修　実践で学ぶ女子栄養大学のバランスのよい食事法　女子栄養大学出版部　2020
4）厚生労働省「日本人の食事摂取基準（2020年版）策定検討会」報告書　2019

表4-5　目標とする BMI の範囲（18歳以上）[*1, 2]

年齢（歳）	目標とする BMI（kg/m²）
18〜49	18.5〜24.9
50〜64	20.0〜24.9
65〜74[*3]	21.5〜24.9
75以上[*3]	21.5〜24.9

＊1　男女共通。あくまでも参考として使用すべきである。
＊2　観察疫学研究において報告された総死亡率が最も低かった BMI を基に，疾患別の発症率と BMI の関連，死因と BMI との関連，喫煙や疾患の合併による BMI や死亡リスクへの影響，日本人の BMI の実態に配慮し，総合的に判断し目標とする範囲を設定。
＊3　高齢者では，フレイル予防及び生活習慣病の発症予防の両者に配慮する必要があることも踏まえ，当面目標とする BMI の範囲を21.5〜24.9kg/m²とした。

表4-6　参照体重における基礎代謝量

性　別	男　性			女　性		
年　齢	基礎代謝基準値 (kcal/kg 体重/日)	参照体重 (kg)	基礎代謝量 (kcal/日)	基礎代謝基準値 (kcal/kg 体重/日)	参照体重 (kg)	基礎代謝量 (kcal/日)
1〜2（歳）	61.0	11.5	700	59.7	11.0	660
3〜5（歳）	54.8	16.5	900	52.2	16.1	840
6〜7（歳）	44.3	22.2	980	41.9	21.9	920
8〜9（歳）	40.8	28.0	1,140	38.3	27.4	1,050
10〜11（歳）	37.4	35.6	1,330	34.8	36.3	1,260
12〜14（歳）	31.0	49.0	1,520	29.6	47.5	1,410
15〜17（歳）	27.0	59.7	1,610	25.3	51.9	1,310
18〜29（歳）	23.7	64.5	1,530	22.1	50.3	1,110
30〜49（歳）	22.5	68.1	1,530	21.9	53.0	1,160
50〜64（歳）	21.8	68.0	1,480	20.7	53.8	1,110
65〜74（歳）	21.6	65.0	1,400	20.7	52.1	1,080
75以上（歳）	21.5	59.6	1,280	20.7	48.8	1,010

表4-7　身体活動レベル別にみた活動内容と活動時間の代表例

身体活動レベル[*1]	低い（I）	ふつう（II）	高い（III）
	1.50 (1.40〜1.60)	1.75 (1.60〜1.90)	2.00 (1.90〜2.20)
日常生活の内容	生活の大部分が座位で，静的な活動が中心の場合	座位中心の仕事だが，職場内での移動や立位での作業・接客等，通勤・買い物での歩行，家事，軽いスポーツ，のいずれかを含む場合	移動や立位の多い仕事への従事者，あるいは，スポーツ等余暇における活発な運動習慣を持っている場合
中程度の強度（3.0〜5.9メッツ）の身体活動の1日当たりの合計時間（時間/日）	1.65	2.06	2.53
仕事での1日当たりの合計歩行時間（時間/日）	0.25	0.54	1.00

＊1　代表値。（　）内はおよその範囲。

表4－8　推定エネルギー必要量（kcal/日）

性　別	男　性			女　性		
身体活動レベル*1	I	II	III	I	II	III
0～5（月）	—	550	—	—	500	—
6～8（月）	—	650	—	—	600	—
9～11（月）	—	700	—	—	650	—
1～2（歳）	—	950	—	—	900	—
3～5（歳）	—	1,300	—	—	1,250	—
6～7（歳）	1,350	1,550	1,750	1,250	1,450	1,650
8～9（歳）	1,600	1,850	2,100	1,500	1,700	1,900
10～11（歳）	1,950	2,250	2,500	1,850	2,100	2,350
12～14（歳）	2,300	2,600	2,900	2,150	2,400	2,700
15～17（歳）	2,500	2,800	3,150	2,050	2,300	2,550
18～29（歳）	2,300	2,650	3,050	1,700	2,000	2,300
30～49（歳）	2,300	2,700	3,050	1,750	2,050	2,500
50～64（歳）	2,200	2,600	2,950	1,650	1,950	2,250
65～74（歳）	2,050	2,400	2,750	1,550	1,850	2,100
75以上（歳）*2	1,800	2,100	—	1,400	1,650	—
妊婦（付加量）*3　初期				+50	+50	+50
中期				+250	+250	+250
後期				+450	+450	+450
授乳婦（付加量）				+350	+350	+350

＊1　身体活動レベルは，低い，ふつう，高いの3つのレベルとして，それぞれI，II，IIIで示した。
＊2　レベルIIは自立している者，レベルIは自宅にいてほとんど外出しない者に相当する。レベルIは高齢者施設で自立に近い状態で過ごしている者にも適用できる値である。
＊3　妊婦個々の体格や妊娠中の体重増加量，胎児の発育状況の評価を行うことが必要である。
注1：活用に当たっては，食事摂取状況のアセスメント，体重及びBMIの把握を行い，エネルギーの過不足は，体重の変化またはBMIを用いて評価すること。
注2：身体活動レベルIの場合，少ないエネルギー消費量に見合った少ないエネルギー摂取量を維持することになるため，健康の保持・増進の観点からは，身体活動量を増加させる必要があること。

表4−9 エネルギー産生栄養素バランス（％エネルギー）

性　別	男　性				女　性			
年齢等	目標量[1, 2]				目標量[1, 2]			
年齢等	たんぱく質[3]	脂　質[4]		炭水化物[5, 6]	たんぱく質[3]	脂　質[4]		炭水化物[5, 6]
年齢等	たんぱく質[3]	脂　質	飽和脂肪酸	炭水化物[5, 6]	たんぱく質[3]	脂　質	飽和脂肪酸	炭水化物[5, 6]
0～11（月）	—	—	—	—	—	—	—	—
1～2（歳）	13～20	20～30	—	50～65	13～20	20～30	—	50～65
3～5（歳）	13～20	20～30	10以下	50～65	13～20	20～30	10以下	50～65
6～7（歳）	13～20	20～30	10以下	50～65	13～20	20～30	10以下	50～65
8～9（歳）	13～20	20～30	10以下	50～65	13～20	20～30	10以下	50～65
10～11（歳）	13～20	20～30	10以下	50～65	13～20	20～30	10以下	50～65
12～14（歳）	13～20	20～30	10以下	50～65	13～20	20～30	10以下	50～65
15～17（歳）	13～20	20～30	8以下	50～65	13～20	20～30	8以下	50～65
18～29（歳）	13～20	20～30	7以下	50～65	13～20	20～30	7以下	50～65
30～49（歳）	13～20	20～30	7以下	50～65	13～20	20～30	7以下	50～65
50～64（歳）	14～20	20～30	7以下	50～65	14～20	20～30	7以下	50～65
65～74（歳）	15～20	20～30	7以下	50～65	15～20	20～30	7以下	50～65
75以上（歳）	15～20	20～30	7以下	50～65	15～20	20～30	7以下	50～65
妊婦　　初期					13～20	20～30	7以下	50～65
中期					13～20	20～30	7以下	50～65
後期					15～20	20～30	7以下	50～65
授乳婦					15～20	20～30	7以下	50～65

＊1　必要なエネルギー量を確保した上でのバランスとすること。
＊2　範囲に関しては，おおむねの値を示したものであり，弾力的に運用すること。
＊3　65歳以上の高齢者について，フレイル予防を目的とした量を定めることは難しいが，身長・体重が参照体位に比べて小さい者や，特に75歳以上であって加齢に伴い身体活動量が大きく低下した者など，必要エネルギー摂取量が低い者では，下限が推奨量を下回る場合があり得る。この場合でも，下限は推奨量以上とすることが望ましい。
＊4　脂質については，その構成成分である飽和脂肪酸など，質への配慮を十分に行う必要がある。
＊5　アルコールを含む。ただし，アルコールの摂取を勧めるものではない。
＊6　食物繊維の目標量を十分に注意すること。

表4－10　たんぱく質の食事摂取基準（g/日，目標量は％エネルギー）

性　別	男　性				女　性			
年齢等	推定平均 必要量	推奨量	目安量	目標量*¹	推定平均 必要量	推奨量	目安量	目標量*¹
0 ～ 5 （月）	－	－	10	－	－	－	10	－
6 ～ 8 （月）	－	－	15	－	－	－	15	－
9 ～11 （月）	－	－	25	－	－	－	25	－
1 ～ 2 （歳）	15	20	－	13～20	15	20	－	13～20
3 ～ 5 （歳）	20	25	－	13～20	20	25	－	13～20
6 ～ 7 （歳）	25	30	－	13～20	25	30	－	13～20
8 ～ 9 （歳）	30	40	－	13～20	30	40	－	13～20
10～11 （歳）	40	45	－	13～20	40	50	－	13～20
12～14 （歳）	50	60	－	13～20	45	55	－	13～20
15～17 （歳）	50	65	－	13～20	45	55	－	13～20
18～29 （歳）	50	65	－	13～20	40	50	－	13～20
30～49 （歳）	50	65	－	13～20	40	50	－	13～20
50～64 （歳）	50	65	－	14～20	40	50	－	14～20
65～74 （歳）*²	50	60	－	15～20	40	50	－	15～20
75以上 （歳）*²	50	60	－	13～20	40	50	－	13～20
妊婦（付加量）　初期					＋ 0	＋ 0	－	－*³
中期					＋ 5	＋ 5	－	－*³
後期					＋20	＋25	－	－*⁴
授乳婦（付加量）					＋15	＋20	－	－*⁴

＊1　範囲に関しては，おおむねの値を示したものであり，弾力的に運用すること。
＊2　65歳以上の高齢者について， フレイル予防を目的とした量を定めることは難しいが，
　　　身長・体重が参照体位に比べて小さい者や，特に75歳以上であって加齢に伴い身体
　　　活動量が大きく低下した者など，必要エネルギー摂取量が低い者では，下限が推奨
　　　量を下回る場合があり得る。この場合でも，下限は推奨量以上とすることが望まし
　　　い。
＊3　妊婦（初期・中期）の目標量は，13～20％エネルギーとした。
＊4　妊婦（後期）及び授乳婦の目標量は，15～20％エネルギーとした。

表4－11　脂質の食事摂取基準

性別	脂質（%エネルギー） 男性 目安量	男性 目標量*1	女性 目安量	女性 目標量*1	飽和脂肪酸*2,3 (%エネルギー) 男性 目標量	女性 目標量	n-6系脂肪酸 (g/日) 男性 目安量	女性 目安量	n-3系脂肪酸 (g/日) 男性 目安量	女性 目安量
0～5（月）	50	–	50	–	–	–	4	4	0.9	0.9
6～11（月）	40	–	40	–	–	–	4	4	0.8	0.8
1～2（歳）	–	20～30	–	20～30	–	–	4	4	0.7	0.8
3～5（歳）	–	20～30	–	20～30	10以下	10以下	6	6	1.1	1.0
6～7（歳）	–	20～30	–	20～30	10以下	10以下	8	7	1.5	1.3
8～9（歳）	–	20～30	–	20～30	10以下	10以下	8	7	1.5	1.3
10～11（歳）	–	20～30	–	20～30	10以下	10以下	10	8	1.6	1.6
12～14（歳）	–	20～30	–	20～30	10以下	10以下	11	9	1.9	1.6
15～17（歳）	–	20～30	–	20～30	8以下	8以下	13	9	2.1	1.6
18～29（歳）	–	20～30	–	20～30	7以下	7以下	11	8	2.0	1.6
30～49（歳）	–	20～30	–	20～30	7以下	7以下	10	8	2.0	1.6
50～64（歳）	–	20～30	–	20～30	7以下	7以下	10	8	2.2	1.9
65～74（歳）	–	20～30	–	20～30	7以下	7以下	9	8	2.2	2.0
75以上（歳）	–	20～30	–	20～30	7以下	7以下	8	7	2.1	1.8
妊婦			–	20～30	7以下		9		1.6	
授乳婦			–	20～30	7以下		10		1.8	

＊1　範囲については，おおむねの値を示したものである。
＊2　飽和脂肪酸と同じく，脂質異常症及び循環器疾患に関与する栄養素としてコレステロールがある。コレステロールに目標量は設定しないが，これは許容される摂取量に上限が存在しないことを保証するものではない。また，脂質異常症の重症化予防の目的からは，200mg/日未満に留めることが望ましい。
＊3　飽和脂肪酸と同じく，冠動脈疾患に関与する栄養素としてトランス脂肪酸がある。日本人の大多数は，トランス脂肪酸に関する世界保健機関（WHO）の目標（1％エネルギー未満）を下回っており，トランス脂肪酸の摂取による健康への影響は，飽和脂肪酸の摂取によるものと比べて小さいと考えられる。ただし，脂質に偏った食事をしている者では，留意する必要がある。トランス脂肪酸は人体にとって不可欠な栄養素ではなく，健康の保持・増進を図る上で積極的な摂取は勧められないことから，その摂取量は1％エネルギー未満に留めることが望ましく，1％エネルギー未満でもできるだけ低く留めることが望ましい。

表4－12　炭水化物と食物繊維の食事摂取基準

性　別	炭水化物（%エネルギー） 男　性	女　性	食物繊維（g/日） 男　性	女　性
年齢等	目標量[1,2]	目標量[1,2]	目標量	目標量
0～5（月）	－	－	－	－
6～11（月）	－	－	－	－
1～2（歳）	50～65	50～65	－	－
3～5（歳）	50～65	50～65	8以上	8以上
6～7（歳）	50～65	50～65	10以上	10以上
8～9（歳）	50～65	50～65	11以上	11以上
10～11（歳）	50～65	50～65	13以上	13以上
12～14（歳）	50～65	50～65	17以上	17以上
15～17（歳）	50～65	50～65	19以上	18以上
18～29（歳）	50～65	50～65	21以上	18以上
30～49（歳）	50～65	50～65	21以上	18以上
50～64（歳）	50～65	50～65	21以上	18以上
65～74（歳）	50～65	50～65	20以上	17以上
75以上（歳）	50～65	50～65	20以上	17以上
妊　婦		50～65		18以上
授乳婦		50～65		18以上

＊1　範囲については，おおむねの値を示したものである。
＊2　アルコールを含む。ただし，アルコールの摂取を勧めるものではない。

表4－13　主な水溶性ビタミンの食事摂取基準

性　別	ビタミンB₁（mg/日）[1,2] 男　性			女　性			ビタミンB₂（mg/日）[3] 男　性			女　性		
年齢等	推定平均必要量	推奨量	目安量	推定平均必要量	推奨量	目安量	推定平均必要量	推奨量	目安量	推定平均必要量	推奨量	目安量
0～5（月）	－	－	0.1	－	－	0.1	－	－	0.3	－	－	0.3
6～11（月）	－	－	0.2	－	－	0.2	－	－	0.4	－	－	0.4
1～2（歳）	0.4	0.5	－	0.4	0.5	－	0.5	0.6	－	0.5	0.5	－
3～5（歳）	0.6	0.7	－	0.6	0.7	－	0.7	0.8	－	0.6	0.8	－
6～7（歳）	0.7	0.8	－	0.7	0.8	－	0.8	0.9	－	0.7	0.9	－
8～9（歳）	0.8	1.0	－	0.8	0.9	－	0.9	1.1	－	0.9	1.0	－
10～11（歳）	1.0	1.2	－	0.9	1.1	－	1.1	1.4	－	1.0	1.3	－
12～14（歳）	1.2	1.4	－	1.1	1.3	－	1.3	1.6	－	1.2	1.4	－
15～17（歳）	1.3	1.5	－	1.0	1.2	－	1.4	1.7	－	1.2	1.4	－
18～29（歳）	1.2	1.4	－	0.9	1.1	－	1.3	1.6	－	1.0	1.2	－
30～49（歳）	1.2	1.4	－	0.9	1.1	－	1.3	1.6	－	1.0	1.2	－
50～64（歳）	1.1	1.3	－	0.9	1.1	－	1.2	1.5	－	1.0	1.2	－
65～74（歳）	1.1	1.3	－	0.9	1.1	－	1.2	1.5	－	1.0	1.2	－
75以上（歳）	1.0	1.2	－	0.8	0.9	－	1.1	1.3	－	0.9	1.0	－
妊　婦（付加量）				＋0.2	＋0.2	－				＋0.2	＋0.3	－
授乳婦（付加量）				＋0.2	＋0.2	－				＋0.5	＋0.6	－

表4－13続き

性別	ナイアシン（mgNE/日）*4,5								ビタミンB₆（mg/日）*8							
	男性				女性				男性				女性			
年齢等	推定平均必要量	推奨量	目安量	耐容上限量*6	推定平均必要量	推奨量	目安量	耐容上限量*6	推定平均必要量	推奨量	目安量	耐容上限量*9	推定平均必要量	推奨量	目安量	耐容上限量*9
0～5（月）	－	－	2*7	－	－	－	2*7	－	－	－	0.2	－	－	－	0.2	－
6～11（月）	－	－	3	－	－	－	3	－	－	－	0.3	－	－	－	0.3	－
1～2（歳）	5	6	－	60(15)	4	5	－	60(15)	0.4	0.5	－	10	0.4	0.5	－	10
3～5（歳）	6	8	－	80(20)	6	7	－	80(20)	0.5	0.6	－	15	0.5	0.6	－	15
6～7（歳）	7	9	－	100(30)	7	8	－	100(30)	0.7	0.8	－	20	0.6	0.7	－	20
8～9（歳）	9	11	－	150(35)	8	10	－	150(35)	0.8	0.9	－	25	0.8	0.9	－	25
10～11（歳）	11	13	－	200(45)	10	10	－	150(45)	1.0	1.1	－	30	1.0	1.1	－	30
12～14（歳）	12	15	－	250(60)	12	14	－	250(60)	1.2	1.4	－	40	1.0	1.3	－	40
15～17（歳）	14	17	－	300(70)	11	13	－	250(65)	1.2	1.5	－	50	1.0	1.3	－	45
18～29（歳）	13	15	－	300(80)	9	11	－	250(65)	1.1	1.4	－	55	1.0	1.1	－	45
30～49（歳）	13	15	－	350(85)	10	12	－	250(65)	1.1	1.4	－	60	1.0	1.1	－	45
50～64（歳）	12	14	－	350(80)	9	11	－	250(65)	1.1	1.4	－	55	1.0	1.1	－	40
65～74（歳）	12	14	－	300(80)	9	11	－	250(65)	1.1	1.4	－	50	1.0	1.1	－	40
75以上（歳）	11	13	－	300(75)	9	10	－	250(60)	1.1	1.4	－	50	1.0	1.1	－	40
妊婦（付加量）					＋0	＋0	－	－					＋0.2	＋0.2	－	－
授乳婦（付加量）					＋3	＋3	－	－					＋0.3	＋0.3	－	－

＊1　チアミン塩化物塩酸塩（分子量＝337.3）の重量として示した。
＊2　身体活動レベルⅡの推定エネルギー必要量を用いて算定した。
　　　特記事項：推定平均必要量は，ビタミンB₁の欠乏症である脚気を予防するに足る最小必要量からではなく，尿中にビタミンB₁の排泄量が増大し始める摂取量（体内飽和量）から算定。
＊3　身体活動レベルⅡの推定エネルギー必要量を用いて算定した。
　　　特記事項：推定平均必要量は，ビタミンB₂の欠乏症である口唇炎，口角炎，舌炎などの皮膚炎を予防するに足る最小量からではなく，尿中にビタミンB₂の排泄量が増大し始める摂取量（体内飽和量）から算定。
＊4　ナイアシン当量（NE）＝ナイアシン＋1/60トリプトファンで示した。
＊5　身体活動レベルⅡの推定エネルギー必要量を用いて算定した。
＊6　ニコチンアミドの重量（mg/日），（　）内はニコチン酸の重量（mg/日）。
＊7　単位は mg/日。
＊8　たんぱく質の推奨量を用いて算定した（妊婦・授乳婦の付加量は除く）。
＊9　ピリドキシン（分子量＝169.2）の重量として示した。

表4-13続き

性　別	ビタミンB12（µg/日）[*10]						葉酸（µg/日）[*11]							
	男　性			女　性			男　性				女　性			
年齢等	推定平均必要量	推奨量	目安量	推定平均必要量	推奨量	目安量	推定平均必要量	推奨量	目安量	耐容上限量[*12]	推定平均必要量	推奨量	目安量	耐容上限量[*12]
0～5（月）	-	-	0.4	-	-	0.4	-	-	40	-	-	-	40	-
6～11（月）	-	-	0.5	-	-	0.5	-	-	60	-	-	-	60	-
1～2（歳）	0.8	0.9	-	0.8	0.9	-	80	90	-	200	90	90	-	200
3～5（歳）	0.9	1.1	-	0.9	1.1	-	90	110	-	300	90	110	-	300
6～7（歳）	1.1	1.3	-	1.1	1.3	-	110	140	-	400	110	140	-	400
8～9（歳）	1.3	1.6	-	1.3	1.6	-	130	160	-	500	130	160	-	500
10～11（歳）	1.6	1.9	-	1.6	1.9	-	160	190	-	700	160	190	-	700
12～14（歳）	2.0	2.4	-	2.0	2.4	-	200	240	-	900	200	240	-	900
15～17（歳）	2.0	2.4	-	2.0	2.4	-	220	240	-	900	200	240	-	900
18～29（歳）	2.0	2.4	-	2.0	2.4	-	200	240	-	900	200	240	-	900
30～49（歳）	2.0	2.4	-	2.0	2.4	-	200	240	-	1,000	200	240	-	1,000
50～64（歳）	2.0	2.4	-	2.0	2.4	-	200	240	-	1,000	200	240	-	1,000
65～74（歳）	2.0	2.4	-	2.0	2.4	-	200	240	-	900	200	240	-	900
75以上（歳）	2.0	2.4	-	2.0	2.4	-	200	240	-	900	200	240	-	900
妊婦（付加量）[*13,14]				+0.3	+0.4	-					+200	+240	-	-
授乳婦（付加量）				+0.7	+0.8	-					+80	+100	-	-

	ビタミンC[*15]（mg/日）					
	男　性			女　性		
	推定平均必要量	推奨量	目安量	推定平均必要量	推奨量	目安量
0～5（月）	-	-	40	-	-	40
6～11（月）	-	-	40	-	-	40
1～2（歳）	35	40	-	35	40	-
3～5（歳）	40	50	-	40	50	-
6～7（歳）	50	60	-	50	60	-
8～9（歳）	60	70	-	60	70	-
10～11（歳）	70	85	-	70	85	-
12～14（歳）	85	100	-	85	100	-
15～17（歳）	85	100	-	85	100	-
18～29（歳）	85	100	-	85	100	-
30～49（歳）	85	100	-	85	100	-
50～64（歳）	85	100	-	85	100	-
65～74（歳）	80	100	-	80	100	-
75以上（歳）	80	100	-	80	100	-
妊婦（付加量）				+10	+10	-
授乳婦（付加量）				+40	+45	-

*10　シアノコバラミン（分子量=1,355.37）の重量として示した。

*11　プテロイルモノグルタミン酸（分子量=441.40）の重量として示した。

*12　通常の食品以外の食品に含まれる葉酸（狭義の葉酸）に適用する。

*13　妊娠を計画している女性，妊娠の可能性がある女性及び妊娠初期の妊婦は，胎児の神経管閉鎖障害のリスク低減のために，通常の食品以外の食品に含まれる葉酸（狭義の葉酸）を400µg/日摂取することが望まれる。

*14　葉酸の付加量は，中期及び後期にのみ設定した。

*15　L-アスコルビン酸（分子量=176.12）の重量で示した。

特記事項：推定平均必要量は，ビタミンCの欠乏症である壊血病を予防するに足る最小量からではなく，心臓血管系の疾病予防効果及び抗酸化作用の観点から算定。

表4−14 脂溶性ビタミンの食事摂取基準

| 性別 | ビタミンA (μgRAE/日)*1 | | | | | | | | ビタミンD (μg/日)*4 | | | |
| | 男性 | | | | 女性 | | | | 男性 | | 女性 | |
年齢等	推定平均必要量*2	推奨量*2	目安量*3	耐容上限量*3	推定平均必要量*2	推奨量*2	目安量*3	耐容上限量*3	目安量	耐容上限量	目安量	耐容上限量
0～5 (月)	−	−	300	600	−	−	300	600	5.0	25	5.0	25
6～11 (月)	−	−	400	600	−	−	400	600	5.0	25	5.0	25
1～2 (歳)	300	400	−	600	250	350	−	600	3.0	20	3.5	20
3～5 (歳)	350	450	−	700	350	500	−	850	3.5	30	4.0	30
6～7 (歳)	300	400	−	950	300	400	−	1,200	4.5	30	5.0	30
8～9 (歳)	350	500	−	1,200	350	500	−	1,500	5.0	40	6.0	40
10～11 (歳)	450	600	−	1,500	400	600	−	1,900	6.5	60	8.0	60
12～14 (歳)	550	800	−	2,100	500	700	−	2,500	8.0	80	9.5	80
15～17 (歳)	650	900	−	2,500	500	650	−	2,800	9.0	90	8.5	90
18～29 (歳)	600	850	−	2,700	450	650	−	2,700	8.5	100	8.5	100
30～49 (歳)	650	900	−	2,700	500	700	−	2,700	8.5	100	8.5	100
50～64 (歳)	650	900	−	2,700	500	700	−	2,700	8.5	100	8.5	100
65～74 (歳)	600	850	−	2,700	500	700	−	2,700	8.5	100	8.5	100
75以上 (歳)	550	800	−	2,700	450	650	−	2,700	8.5	100	8.5	100
妊婦 (付加量) 初期					+0	+0	−	−			8.5	−
中期					+0	+0	−	−				
後期					+60	+80	−	−				
授乳婦(付加量)					+300	+450	−	−			8.5	−

| 性別 | ビタミンE (mg/日)*5 | | | | ビタミンK (μg/日) | |
| | 男性 | | 女性 | | 男性 | 女性 |
年齢等	目安量	耐容上限量	目安量	耐容上限量	目安量	目安量
0～5 (月)	3.0	−	3.0	−	4	4
6～11 (月)	4.0	−	4.0	−	7	7
1～2 (歳)	3.0	150	3.0	150	50	60
3～5 (歳)	4.0	200	4.0	200	60	70
6～7 (歳)	5.0	300	5.0	300	80	90
8～9 (歳)	5.0	350	5.0	350	90	110
10～11 (歳)	5.5	450	5.5	450	110	140
12～14 (歳)	6.5	650	6.0	600	140	170
15～17 (歳)	7.0	750	5.5	650	160	150
18～29 (歳)	6.0	800	5.0	650	150	150
30～49 (歳)	6.0	900	5.5	700	150	150
50～64 (歳)	7.0	850	6.0	700	150	150
65～74 (歳)	7.0	850	6.5	650	150	150
75以上 (歳)	6.5	750	6.5	650	150	150
妊婦			6.5	−		150
授乳婦			7.0	−		150

注＊1～＊5は次頁。

* 1　レチノール活性当量（μgRAE）
　　＝レチノール（μg）＋β-カロテン（μg）×1/12＋α-カロテン（μg）×1/24
　　＋β-クリプトキサンチン（μg）×1/24＋その他のプロビタミンＡカロテノイド（μg）×1/24
* 2　プロビタミンＡカロテノイドを含む。
* 3　プロビタミンＡカロテノイドを含まない。
* 4　日照により皮膚でビタミンＤが産生されることを踏まえ，フレイル予防を図る者はもとより，
　　全年齢区分を通じて，日常生活において可能な範囲内での適度な日光浴を心掛けるとともに，
　　ビタミンＤの摂取については，日照時間を考慮に入れることが重要である。
* 5　α-トコフェロールについて算定した。α-トコフェロール以外のビタミンＥは含んでいない。

表４－15　主な多量ミネラルの食事摂取基準

| 性　別 | ナトリウム（mg/日，（　）は食塩相当量［g/日］)*¹ | | | | | | カリウム（mg/日） | | | |
| | 男　　性 | | | 女　　性 | | | 男　　性 | | 女　　性 | |
年齢等	推定平均必要量	目安量	目標量	推定平均必要量	目安量	目標量	目安量	目標量	目安量	目標量
0～5（月）	－	100 (0.3)	－	－	100 (0.3)	－	400	－	400	－
6～11（月）	－	600 (1.5)	－	－	600 (1.5)	－	700	－	700	－
1～2（歳）	－	－	(3.0未満)	－	－	(3.0未満)	900	－	900	－
3～5（歳）	－	－	(3.5未満)	－	－	(3.5未満)	1,000	1,400以上	1,000	1,400以上
6～7（歳）	－	－	(4.5未満)	－	－	(4.5未満)	1,300	1,800以上	1,200	1,800以上
8～9（歳）	－	－	(5.0未満)	－	－	(5.0未満)	1,500	2,000以上	1,500	2,000以上
10～11（歳）	－	－	(6.0未満)	－	－	(6.0未満)	1,800	2,200以上	1,800	2,000以上
12～14（歳）	－	－	(7.0未満)	－	－	(6.5未満)	2,300	2,400以上	1,900	2,400以上
15～17（歳）	－	－	(7.5未満)	－	－	(6.5未満)	2,700	3,000以上	2,100	2,600以上
18～29（歳）	600 (1.5)	－	(7.5未満)	600 (1.5)	－	(6.5未満)	2,500	3,000以上	2,000	2,600以上
30～49（歳）	600 (1.5)	－	(7.5未満)	600 (1.5)	－	(6.5未満)	2,500	3,000以上	2,000	2,600以上
50～64（歳）	600 (1.5)	－	(7.5未満)	600 (1.5)	－	(6.5未満)	2,500	3,000以上	2,000	2,600以上
65～74（歳）	600 (1.5)	－	(7.5未満)	600 (1.5)	－	(6.5未満)	2,500	3,000以上	2,000	2,600以上
74以上（歳）	600 (1.5)	－	(7.5未満)	600 (1.5)	－	(6.5未満)	2,500	3,000以上	2,000	2,600以上
妊　婦				600 (1.5)	－	(6.5未満)			2,000	2,600以上
授乳婦				600 (1.5)	－	(6.5未満)			2,200	2,600以上

* 1　高血圧及び慢性腎臓病（CKD）の重症化予防のための食塩相当量の量は，男女とも6.0g/日未
　　満とした。

性　別	カルシウム（mg/日）							
	男　　性				女　　性			
年齢等	推定平均必要量	推奨量	目安量	耐　容上限量	推定平均必要量	推奨量	目安量	耐　容上限量
0 〜 5 （月）	−	−	200	−	−	−	200	−
6 〜11 （月）	−	−	250	−	−	−	250	−
1 〜 2 （歳）	350	450	−	−	350	400	−	−
3 〜 5 （歳）	500	600	−	−	450	550	−	−
6 〜 7 （歳）	500	600	−	−	450	550	−	−
8 〜 9 （歳）	550	650	−	−	600	750	−	−
10〜11 （歳）	600	700	−	−	600	750	−	−
12〜14 （歳）	850	1,000	−	−	700	800	−	−
15〜17 （歳）	650	800	−	−	550	650	−	−
18〜29 （歳）	650	800	−	2,500	550	650	−	2,500
30〜49 （歳）	600	750	−	2,500	550	650	−	2,500
50〜64 （歳）	600	750	−	2,500	550	650	−	2,500
65〜74 （歳）	600	750	−	2,500	550	650	−	2,500
75以上 （歳）	600	700	−	2,500	500	600	−	2,500
妊　婦 （付加量）					＋0	＋0	−	−
授乳婦 （付加量）					＋0	＋0	−	−

性　別	マグネシウム（mg/日）							
	男　　性				女　　性			
年齢等	推定平均必要量	推奨量	目安量	耐容上限量[*2]	推定平均必要量	推奨量	目安量	耐容上限量[*2]
0 〜 5 （月）	−	−	20	−	−	−	20	−
6 〜11 （月）	−	−	60	−	−	−	60	−
1 〜 2 （歳）	60	70	−	−	60	70	−	−
3 〜 5 （歳）	80	100	−	−	80	100	−	−
6 〜 7 （歳）	110	130	−	−	110	130	−	−
8 〜 9 （歳）	140	170	−	−	140	160	−	−
10〜11 （歳）	180	210	−	−	180	220	−	−
12〜14 （歳）	250	290	−	−	240	290	−	−
15〜17 （歳）	300	360	−	−	260	310	−	−
18〜29 （歳）	280	340	−	−	230	270	−	−
30〜49 （歳）	310	370	−	−	240	290	−	−
50〜64 （歳）	290	350	−	−	240	290	−	−
65〜74 （歳）	290	350	−	−	230	280	−	−
75以上 （歳）	270	320	−	−	220	260	−	−
妊　婦 （付加量）					＋30	＋40	−	−
授乳婦 （付加量）					＋0	＋0	−	−

＊2　通常の食品以外からの摂取量の耐容上限量は，成人の場合350mg/日，小児では5 mg/kg 体重/日とした。それ以外の通常の食品からの摂取の場合，耐容上限量は設定しない。

表4－16 主な微量ミネラルの食事摂取基準

性別	男性				女性					
					月経なし		月経あり			
鉄（mg/日） 年齢等	推定平均必要量	推奨量	目安量	耐容上限量	推定平均必要量	推奨量	推定平均必要量	推奨量	目安量	耐容上限量
0～5（月）	－	－	0.5	－	－	－	－	－	0.5	－
6～11（月）	3.5	5.0	－	－	3.5	4.5	－	－	－	－
1～2（歳）	3.0	4.5	－	25	3.0	4.5	－	－	－	20
3～5（歳）	4.0	5.5	－	25	4.0	5.5	－	－	－	25
6～7（歳）	5.0	5.5	－	30	4.5	5.5	－	－	－	30
8～9（歳）	6.0	7.0	－	35	6.0	7.5	－	－	－	35
10～11（歳）	7.0	8.5	－	35	7.0	8.5	10.0	12.0	－	35
12～14（歳）	8.0	10.0	－	40	7.0	8.5	10.0	12.0	－	40
15～17（歳）	8.0	10.0	－	50	5.5	7.0	8.5	10.5	－	40
18～29（歳）	6.5	7.5	－	50	5.5	6.5	8.5	10.5	－	40
30～49（歳）	6.5	7.5	－	55	5.5	6.5	9.0	10.5	－	40
50～64（歳）	6.5	7.5	－	50	5.5	6.5	9.0	11.0	－	40
65～74（歳）	6.0	7.5	－	50	5.0	6.0	－	－	－	40
75以上（歳）	6.0	7.0	－	50	5.0	6.0	－	－	－	40
妊婦（付加量）初期					+2.0	+2.5	－	－	－	－
中期・後期					+8.0	+9.5	－	－	－	－
授乳婦（付加量）					+2.0	+2.5	－	－	－	－

性別	男性				女性			
亜鉛（mg/日） 年齢等	推定平均必要量	推奨量	目安量	耐容上限量	推定平均必要量	推奨量	目安量	耐容上限量
0～5（月）	－	－	2	－	－	－	2	－
6～11（月）	－	－	3	－	－	－	3	－
1～2（歳）	3	3	－	－	2	3	－	－
3～5（歳）	3	4	－	－	3	3	－	－
6～7（歳）	4	5	－	－	3	4	－	－
8～9（歳）	5	6	－	－	4	5	－	－
10～11（歳）	6	7	－	－	5	6	－	－
12～14（歳）	9	10	－	－	7	8	－	－
15～17（歳）	10	12	－	－	7	8	－	－
18～29（歳）	9	11	－	40	7	8	－	35
30～49（歳）	9	11	－	45	7	8	－	35
50～64（歳）	9	11	－	45	7	8	－	35
65～74（歳）	9	11	－	40	7	8	－	35
75以上（歳）	9	10	－	40	6	7	－	30
妊婦（付加量）					+1	+2	－	－
授乳婦（付加量）					+3	+4	－	－

	銅 (mg/日)							
性　別	男　　　性				女　　　性			
年齢等	推定平均必要量	推奨量	目安量	耐容上限量	推定平均必要量	推奨量	目安量	耐容上限量
0〜5（月）	－	－	0.3	－	－	－	0.3	－
6〜11（月）	－	－	0.3	－	－	－	0.3	－
1〜2（歳）	0.3	0.3	－	－	0.2	0.3	－	－
3〜5（歳）	0.3	0.4	－	－	0.3	0.3	－	－
6〜7（歳）	0.4	0.4	－	－	0.4	0.4	－	－
8〜9（歳）	0.4	0.5	－	－	0.4	0.5	－	－
10〜11（歳）	0.5	0.6	－	－	0.5	0.6	－	－
12〜14（歳）	0.7	0.8	－	－	0.6	0.8	－	－
15〜17（歳）	0.8	0.9	－	－	0.6	0.7	－	－
18〜29（歳）	0.7	0.9	－	7	0.6	0.7	－	7
30〜49（歳）	0.7	0.9	－	7	0.6	0.7	－	7
50〜64（歳）	0.7	0.9	－	7	0.6	0.7	－	7
65〜74（歳）	0.7	0.9	－	7	0.6	0.7	－	7
75以上（歳）	0.7	0.8	－	7	0.6	0.7	－	7
妊　婦（付加量）					＋0.1	＋0.1	－	－
授乳婦（付加量）					＋0.5	＋0.6	－	－

	マンガン (mg/日)			
性　別	男　　性		女　　性	
年齢等	目安量	耐容上限量	目安量	耐容上限量
0〜5（月）	0.01	－	0.01	－
6〜11（月）	0.5	－	0.5	－
1〜2（歳）	1.5	－	1.5	－
3〜5（歳）	1.5	－	1.5	－
6〜7（歳）	2.0	－	2.0	－
8〜9（歳）	2.5	－	2.5	－
10〜11（歳）	3.0	－	3.0	－
12〜14（歳）	4.0	－	4.0	－
15〜17（歳）	4.5	－	3.5	－
18〜29（歳）	4.0	11	3.5	11
30〜49（歳）	4.0	11	3.5	11
50〜64（歳）	4.0	11	3.5	11
65〜74（歳）	4.0	11	3.5	11
75以上（歳）	4.0	11	3.5	11
妊　婦			3.5	－
授乳婦			3.5	－

表4－16続き

| 性　別 | ヨウ素（µg/日） | | | | | | | |
| | 男　性 | | | | 女　性 | | | |
年齢等	推定平均必要量	推奨量	目安量	耐容上限量	推定平均必要量	推奨量	目安量	耐容上限量
0～5（月）	－	－	100	250	－	－	100	250
6～11（月）	－	－	130	250	－	－	130	250
1～2（歳）	35	50	－	300	35	50	－	300
3～5（歳）	45	60	－	400	45	60	－	400
6～7（歳）	55	75	－	550	55	75	－	550
8～9（歳）	65	90	－	700	65	90	－	700
10～11（歳）	80	110	－	900	80	110	－	900
12～14（歳）	95	140	－	2,000	95	140	－	2,000
15～17（歳）	100	140	－	3,000	100	140	－	3,000
18～29（歳）	95	130	－	3,000	95	130	－	3,000
30～49（歳）	95	130	－	3,000	95	130	－	3,000
50～64（歳）	95	130	－	3,000	95	130	－	3,000
65～74（歳）	95	130	－	3,000	95	130	－	3,000
75以上（歳）	95	130	－	3,000	95	130	－	3,000
妊　婦（付加量）					＋75	＋110	－	－*1
授乳婦（付加量）					＋100	＋140	－	－*1

＊1　妊婦及び授乳婦の耐容上限量は，2,000µg/日とした。

| 性　別 | セレン（µg/日） | | | | | | | |
| | 男　性 | | | | 女　性 | | | |
年齢等	推定平均必要量	推奨量	目安量	耐容上限量	推定平均必要量	推奨量	目安量	耐容上限量
0～5（月）	－	－	15	－	－	－	15	－
6～11（月）	－	－	15	－	－	－	15	－
1～2（歳）	10	10	－	100	10	10	－	100
3～5（歳）	10	15	－	100	10	10	－	100
6～7（歳）	15	15	－	150	15	15	－	150
8～9（歳）	15	20	－	200	15	20	－	200
10～11（歳）	20	25	－	250	20	25	－	250
12～14（歳）	25	30	－	350	25	30	－	300
15～17（歳）	30	35	－	400	20	25	－	350
18～29（歳）	25	30	－	450	20	25	－	350
30～49（歳）	25	30	－	450	20	25	－	350
50～64（歳）	25	30	－	450	20	25	－	350
65～74（歳）	25	30	－	450	20	25	－	350
75以上（歳）	25	30	－	400	20	25	－	350
妊　婦（付加量）					＋5	＋5	－	－
授乳婦（付加量）					＋15	＋20	－	－

5 健康づくりのための政策・指針

★ 概要とねらい

　わが国の食生活の変化と健康状況について知るには，毎年行われている「国民健康・栄養調査」が役立つ。第二次世界大戦直後の食糧難の時代における栄養不足の状態から私たちの食生活は大きく変化した。1975〜1985年頃（昭和50年代）の食事は，伝統的な日本の食事に欧米の食生活のよい部分を取り入れた「日本型食生活」として，国際的にも評価されるものであった。しかしその後，米の摂取量の減少，動物性脂質摂取量の増加などにより，栄養バランスが崩れ始めている。さらに食の外部化の進行，食料自給率の低下，朝食の欠食などが問題になっている。少子高齢社会となった日本では，生活習慣病の増加も社会問題となっている。健康には，食生活（栄養），運動，休養が重要である。

　健康増進のためにさまざまな国の取り組みがなされてきた。食生活に関して，2000（平成12）年に発表された「食生活指針」（2016（平成28）年改正）は，健康に暮らすための食生活のあり方，食料の安定供給や食文化，環境問題など食生活全体を視野に入れたものとなっている。また，対象特性別に生活習慣病予防，成長期，女性（母性を含む），高齢者の食生活指針も示されている。その実践のために，個人が何をどれだけ食べればよいのかをわかりやすく示した「食事バランスガイド」が2005（平成17）年に作成された。2013（平成25）年からは「健康日本21（第二次）」が実施され，健康寿命の延伸，生活習慣病予防などをめざし，具体的な数値目標が示されている。また，私たちが食生活に関する適切な知識，判断力，実践力をもつことをめざして，2005（平成17）年に食育基本法が制定され，学校，地域，家庭などで食育活動が行われている。

1．わが国の食生活の変化と健康状況

（1）食生活の変遷

　第二次世界大戦直後の食糧難の時代には，低栄養状態による栄養素欠乏症や感染症も問題となった。1950（昭和25）年頃からは米類の摂取量が増加し，ご飯，汁物，菜，漬物などの伝統的な日本の食事に戻ったが，まだ肉類，卵類などの摂取量は低かった。また，1960年代にかけて結核などの感染症も減少していった。その後，米類の摂取量は減少し，肉類，卵類，乳類など動物性食品や油脂類の摂取量の増加に伴い，動物性たんぱく質，動物性脂質，カルシウムなどの栄養素の摂取量が著しく増加した（図5－1，図5－2）。1975～1985年頃（昭和50年代）の食事は，伝統的な日本の食事に欧米の食生活のよい部分を取り入れた「日本型食生活」といわれるもので，ごはんを主食に，主菜・副菜に加え，適度に牛乳・乳製品や果物が加わったバランスのとれた食事である。

　日本が世界有数の長寿国である理由は，このエネルギー産生栄養素の摂取バランス（PFCエネルギー比率）も優れた健康的な食事スタイルにあると国際的にも評価されていた（図5－3）。しかしながら，その後さらに食生活の欧米

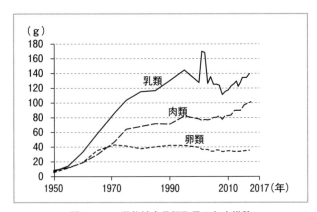

図5－1　動物性食品摂取量の年次推移
（厚生労働省　国民栄養調査，国民健康・栄養調査）

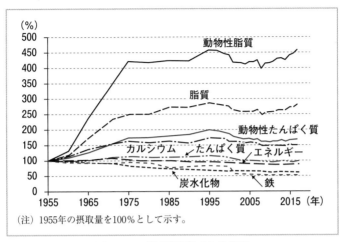

(注) 1955年の摂取量を100％として示す。

図5－2　栄養素摂取の年次推移

（厚生労働省　国民栄養調査，国民健康・栄養調査）

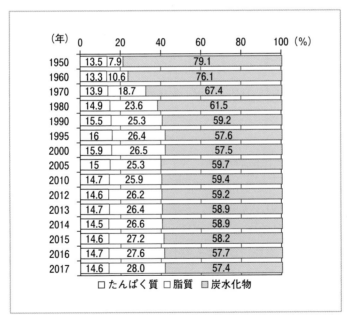

図5－3　エネルギーの栄養素別摂取比率の年次推移 （1歳以上総数）

（厚生労働省　国民栄養調査，国民健康・栄養調査）

化，冷凍食品や調理済み食品などの加工食品の増加，外食や中食の普及などが進行し，動物性たんぱく質，動物性脂質摂取量は高いままであった。一方，米類摂取量の減少がますます進み，2017（平成29）年には133.9g/日（生米に換算）と，ピーク時の1960（昭和35）年頃の摂取量358.4g/日の40％以下になったことから，脂質エネルギー比率が増加して，欧米各国のようにPFCエネルギー比率のバランスが崩れ始めている。平均寿命が伸び，世界でもトップレベルの長寿国になったが，生活の質が注目され，健康で長生きすること，すなわち健康寿命を延ばすことが課題となっている。少子高齢社会となった日本では，2型糖尿病などの生活習慣病が増加しているが，このような食生活の大きな変化が主な原因の一つであり，社会問題となっている。

（2）国民健康・栄養調査

　私たちの食生活の変化と健康状況について知るには，毎年行われている**国民健康・栄養調査**の結果（厚生労働省のHPで公開）が非常に役立つ。その前身である「国民栄養調査」は第二次世界大戦直後の1945（昭和20）年に東京都区内の調査から開始された。その後1952（昭和27）年に施行された栄養改善法に基づく調査となり，国民の身体の状況，栄養摂取状況や生活習慣状況などについて全国調査が毎年実施されてきた。2003（平成15）年から**健康増進法**によって規定されることになり，名称も「国民健康・栄養調査」となった。運動，休養，喫煙などの生活習慣や**生活習慣病**に関する調査項目が充実された。

　2017（平成29）年の結果をみると，肥満者（BMI 25以上）の割合は，成人男性30.7％，成人女性21.9％であり，女性は減少してきているが，男性は30〜60歳代で特に高い（図5-4）。メタボリックシンドローム（内臓脂肪症候群），2型糖尿病などの強く疑われる人とその予備群は年齢が高くなるにしたがって増加している。一方で若い女性でのやせすぎも問題となっている。食塩摂取量は減少してきているが，それでもなお約10gであり，高血圧予防の観点からさらなる減塩が望まれる（図5-5）。カルシウムの摂取量は著しく増加してきた（図5-2）が，まだ十分には摂取できていない。高齢者の生活の質と大きくかか

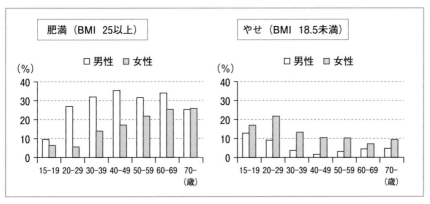

図5－4　年代別肥満者およびやせの割合（2017年）

（厚生労働省　平成29年国民健康・栄養調査）

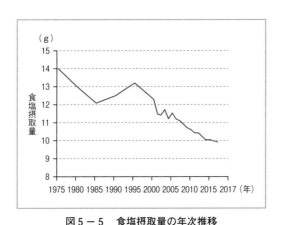

図5－5　食塩摂取量の年次推移

（厚生労働省　国民栄養調査，国民健康・栄養調査）

わる骨粗鬆症の予防の観点からもしっかり摂取することが望まれる。生活習慣病予防効果が指摘されている野菜類や果実類の摂取量は，「健康日本21」（後述）の目標値（野菜類の1日の目標値：350g）と比較すると十分には摂取できておらず，特に20歳代では摂取量が低いことが問題である（図5－6）。朝食の欠食は，2010（平成22）年前後をピークとして，その後は年代によって異なるものの，わずかに減少する傾向にある。特に20歳代で最も高く，男性30.6%，女性

23.6％となっている（図5−7）。これには夕食の時間や就寝時間が遅くなっている不規則なライフスタイルと関連があるといわれている。

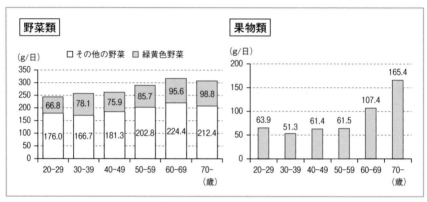

図5−6　野菜類と果実類の年代別摂取量（2017年）
（厚生労働省　平成29年国民健康・栄養調査）

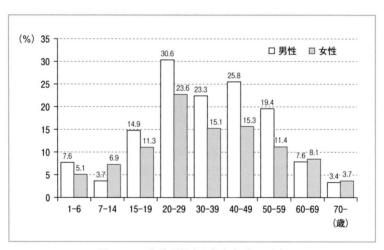

図5−7　年代別朝食の欠食率（2017年）
（厚生労働省　平成29年国民健康・栄養調査）

2. 健康増進のための指針

(1) 食生活指針

　「健康づくりのための食生活指針」(1985（昭和60）年）が厚生省（当時）により示され，多様な食品で栄養バランスをとるために，1日30品目を目標にすることなどが推奨された。その後，1990（平成2）年に「健康づくりのための食生活指針（対象特性別）」が策定され，成人病（生活習慣病）予防，成長期，女性(母性を含む)，高齢者の4区分でそれぞれに適した食事のあり方が示された。2000（平成12）年には，厚生省（当時）・農林水産省・文部省（当時）の3省が合同で新しい指針である「食生活指針」を発表し，生活の質の向上における食生活の重要性，健康に生活するための食生活のあり方，食料の安定供給や食文化，環境問題など食生活全体を視野に入れたものとなっている。さらに，その後の私たちの食生活の現状や課題をふまえて，2016（平成28）年に「食生活指針」の改訂が行われ，適正体重における適度な運動の重要性，脂質の質と量を考えること，日本の食文化を大切にし，郷土の味を継承することや食品ロスを減らすことなどが追加された（表5-1）。

　わが国で問題となっている生活習慣病を予防するためには，食事に気をつけるだけではなく，身体活動量を増やすこと，すなわち継続的な運動も重要である。「健康づくりのための身体活動基準2013」(2013（平成25）年）では，運動だけでなく，日常生活における生活活動を含めた身体活動を広く推奨することを目的とし，ライフステージや個人の身体特性に応じた身体活動の内容が示された。また，食生活や運動とともに健康づくりを支えるために重要な休養については，1994（平成6）年に4項目からなる「健康づくりのための休養指針」が示され，休養が日常生活に適切に取り入れられた生活習慣の確立を目指した。さらに，睡眠は休養のなかでも重要であるが，最近の24時間眠らない社会が拡大する中で睡眠不足や睡眠障害が問題となっている。この睡眠の問題を解決するため，「健康づくりのための睡眠指針」が2003（平成15）年に策定され，心

表5-1　食生活指針

○**食事を楽しみましょう。**
- ・毎日の食事で，健康寿命をのばしましょう。
- ・おいしい食事を，味わいながらゆっくりよく噛んで食べましょう。
- ・家族の団らんや人との交流を大切に，また，食事づくりに参加しましょう。

○**1日の食事のリズムから，健やかな生活リズムを。**
- ・朝食で，いきいきした1日を始めましょう。
- ・夜食や間食はとりすぎないようにしましょう。
- ・飲酒はほどほどにしましょう。

○**適度な運動とバランスのよい食事で，適正体重の維持を。**
- ・普段から体重を量り，食事量に気をつけましょう。
- ・普段から意識して身体を動かすようにしましょう。
- ・無理な減量はやめましょう。
- ・特に若年女性のやせ，高齢者の低栄養にも気をつけましょう。

○**主食，主菜，副菜を基本に，食事のバランスを。**
- ・多様な食品を組み合わせましょう。
- ・調理方法が偏らないようにしましょう。
- ・手作りと外食や加工食品・調理食品を上手に組み合わせましょう。

○**ごはんなどの穀類をしっかりと。**
- ・穀類を毎食とって，糖質からのエネルギー摂取を適正に保ちましょう。
- ・日本の気候・風土に適している米などの穀類を利用しましょう。

○**野菜・果物，牛乳・乳製品，豆類，魚なども組み合わせて。**
- ・たっぷり野菜と毎日の果物で，ビタミン，ミネラル，食物繊維をとりましょう。
- ・牛乳・乳製品，緑黄色野菜，豆類，小魚などで，カルシウムを十分にとりましょう。

○**食塩は控えめに，脂肪は質と量を考えて。**
- ・食塩の多い食品や料理を控えめにしましょう。食塩摂取量の目標値は，男性で1日8g未満，女性で7g未満とされています。
- ・動物，植物，魚由来の脂肪をバランスよくとりましょう。
- ・栄養成分表示を見て，食品や外食を選ぶ習慣を身につけましょう。

○**日本の食文化や地域の産物を活かし，郷土の味の継承を。**
- ・「和食」をはじめとした日本の食文化を大切にして，日々の食生活に活かしましょう。
- ・地域の産物や旬の素材を使うとともに，行事食を取り入れながら，自然の恵みや四季の変化を楽しみましょう。
- ・食材に関する知識や調理技術を身につけましょう。
- ・地域や家庭で受け継がれてきた料理や作法を伝えていきましょう。

○**食料資源を大切に，無駄や廃棄の少ない食生活を。**
- ・まだ食べられるのに廃棄されている食品ロスを減らしましょう。
- ・調理や保存を上手にして，食べ残しのない適量を心がけましょう。
- ・賞味期限や消費期限を考えて利用しましょう。

○**「食」に関する理解を深め，食生活を見直してみましょう。**
- ・子供のころから，食生活を大切にしましょう。
- ・家庭や学校，地域で，食品の安全性を含めた「食」に関する知識や理解を深め，望ましい習慣を身につけましょう。
- ・家族や仲間と，食生活を考えたり，話し合ったりしてみましょう。
- ・自分たちの健康目標をつくり，よりよい食生活を目指しましょう。

（文部省・厚生省・農林水産省・食生活指針　2016年6月一部改正）

と体の健康づくりが目指された。その後，2014（平成26）年に，ライフステージ・ライフスタイル別に示すなどさらに充実させた12箇条からなる「健康づくりのための睡眠指針2014」が策定された（p. 181参照）。

（2）「健康日本21（第二次）」と健康増進

　国の健康増進対策として，1978（昭和53）年から第一次国民健康づくり対策が始まり，疾病の早期発見・早期治療（二次予防）を重視し，健康づくりの3つの要素（栄養・運動・休養）のうち栄養に重点を置くものであった。1988（昭和63）年には第二次国民健康づくり対策が開始され，運動習慣の普及を重点とした「アクティブ80ヘルスプラン」が展開された。2000（平成12）年には，疾病の発症を予防する“一次予防”を重視した21世紀における第一次国民健康づくり運動「健康日本21」が開始され，2002（平成14）年にはその法的裏付けとなる健康増進法も制定された。10年が経過して目標の達成状況などの最終評価で出された課題も踏まえて，2013（平成25）年からは，21世紀における第二次国民健康づくり運動「健康日本21（第二次）」が実施されている。健康寿命を延ばすこと，生活習慣病の予防などをめざし，社会全体による支援環境の整備を図ろうとするものである。食生活，運動，休養，飲酒，喫煙および歯・口腔の健康に関する生活習慣および社会環境の改善に関する具体的な数値目標を設定しており，第一次と同様に，これを10年で達成することを目標とし，2018（平成30）年に中間評価が実施された。「栄養・食生活」分野では，生活習慣病の予防や健康増進に欠かせない適正体重を維持している者の増加（肥満，やせの減少），適切な量と質の食事をとる者の増加などが目標として掲げられている（表5－2）。「健康日本21」を展開，普及させるには，地方公共団体の役割も重要である。地域の特性や実状に合わせた健康づくりの推進が行われている。

（3）食事バランスガイド

　「食生活指針」を実践するために，それぞれ個人が何をどれだけ食べればよいのかをわかりやすく示すことが重要である。「日本人の食事摂取基準」で示

表5－2　健康日本21（第二次）の目標

項　目	現　状	目　標
①適正体重を維持している者の増加（肥満（BMI 25以上），やせ（BMI 18.5未満）の減少）	20歳～60歳代男性の肥満者の割合　31.2% 40歳～60歳代女性の肥満者の割合　22.2% 20歳代女性のやせの者の割合29.0% （平成22年）	20歳～60歳代男性の肥満者の割合　28% 40歳～60歳代女性の肥満者の割合　19% 20歳代女性のやせの者の割合20% （平成34年度）
②適切な量と質の食事をとる者の増加		
ア　主食・主菜・副菜を組み合わせた食事が1日2回以上の日がほぼ毎日の者の割合の増加	68.1% （平成23年）	80% （平成34年度）
イ　食塩摂取量の減少	10.6g （平成22年）	8 g （平成34年度）
ウ　野菜と果物の摂取量の増加	野菜摂取量の平均値　282g 果物摂取量100g 未満の者の割合　61.4% （平成22年）	野菜摂取量の平均値　350g 果物摂取量100g 未満の者の割合　30% （平成34年度）
③共食の増加（食事を1人で食べる子どもの割合の減少）	朝食　小学生　15.3% 　　　　中学生　33.7% 夕食　小学生　2.2% 　　　　中学生　6.0% （平成22年度）	減少傾向へ （平成34年度）
④食品中の食塩や脂肪の低減に取り組む食品企業及び飲食店の登録数の増加	食品企業登録数　14社 飲食店登録数　17,284店舗 （平成24年）	食品企業登録数　100社 飲食店登録数　30,000店舗 （平成34年度）
⑤利用者に応じた食事の計画，調理及び栄養の評価，改善を実施している特定給食施設の割合の増加	（参考値）管理栄養士・栄養士を配置している施設の割合70.5% （平成22年）	80% （平成34年度）

された1日に必要な各栄養素を摂取するためには，これまで，「6つの基礎食品群」「4つの食品群」など食品群別摂取量の目安で摂取すべき食品とその量を示して，献立作成に生かしてきた。中食など食の外部化が進むなかで，それぞれの個人の毎日の食生活にわかりやすい情報として，2005（平成17）年に厚生労働省と農林水産省により**食事バランスガイド**が作成された（図5－8）。

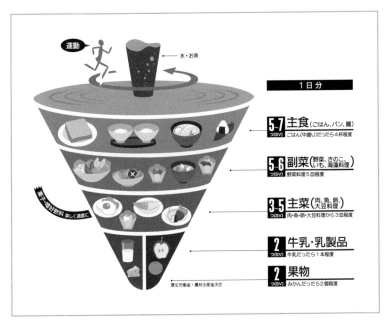

図5−8　食事バランスガイド

単品の食品ではなく，料理の組み合わせで，望ましい食事のとり方と量を示した点が特徴である。また，形は「コマ」をイメージし，食事のバランスが崩れると回らなくなることや運動の重要性もあわせて示している。主食，副菜，主菜，牛乳・乳製品，果物の5つの料理区分に分類し，料理の単位はわかりやすく食事1回あたりの標準的な量を1つ，2つというように「つ（SV：サービング）」で示されている。5つの料理区分以外に，水分補給は重要であることを示すために「水・お茶」をコマの軸で表し，食生活のなかの楽しみの要素である「菓子・嗜好飲料」については適度に摂るようにというメッセージを添えて，イラストに示されている。食事バランスガイドは小売店や外食店などでも活用されることが望まれている。

（4）食　　育

　現在の食に関するさまざまな課題を解決するためには，私たち一人ひとりが

食生活に関する適切な知識と判断力を養い，健康な食生活を実践する力をもつことが必要である。“食育”とは健全な食生活を営む力を教育することであり，本来は家庭で行われることが望ましいが，社会の変化に伴い国としても食育に取り組むことが求められるようになった。この観点から2005（平成17）年に**食育基本法**が制定され，「子どもたちが豊かな人間性をはぐくみ，生きる力を身に付けていくためには，何よりも「食」が重要である」と規定されている。

　また，**食育推進基本計画**（2006（平成18）年から第一次計画，2011（平成23）年から第二次計画）が進められている。朝食の欠食を減らすこと，家族そろって食事をする「共食」を増やすこと，農林漁業体験を増やすことなど具体的な数値目標があげられている。この10年間で，学校，家庭，地域等で着実に食育は推進されてきたが，一方で，特に若い世代で朝食の欠食や栄養の偏り，高齢者の一人暮らしの増加や子どもの貧困問題などの課題が残され，食品ロスの削減を目指した国民運動の開始，「和食」のユネスコ無形文化遺産への登録決定など食をめぐる状況の変化もある。そこで，2021（令和3）年公表の「第四次食育推進基本計画」（令和3～令和7年度）では，①生涯を通じた心身の健康を支える食育の推進，②持続可能な食を支える食育の推進，③「新たな日常」やデジタル化に対応した食育の推進の3つを重点課題としている。また，子どもから高齢者まで生涯を通じた取り組み，国・地方自治体，学校，農林漁業者，食品関連事業者などが連携・協働しながらの主体的な取り組みを推進することが求められている。

　2005（平成17）年には**栄養教諭制度**が創設され，栄養教諭が中心となって学校給食や教科での食の教育が進められている。また，家庭科は食生活の分野の中で，小学校5年から高校までそれぞれの発達段階に合わせた食育を継続的に行うことができる重要な教科である。しかし，食育の対象は子どもだけではなく，国民全体である。学校，地域，家庭などあらゆる機会を通じて食育が進められることが必要である。生産者と消費者の交流，地産地消給食の推進，郷土料理や伝統食の食文化の伝承などさまざまな取り組みが行われているが，1回だけのイベントに終わらせずに，日常の食生活にいかしていけるように，継続的・体系的に行われていくことが重要である。

6

健康とダイエット

★ 概要とねらい

　私たちは，食物を摂取しなければ生命活動を維持することはできない。
なぜなら，日常生活を営むためにはエネルギーや各種の栄養素を必要と
するからである。しかしながら，年齢，性別，体格などにより，基本的
に必要とするエネルギー量や栄養素量は異なる。さらには，運動，家事，
仕事などによる身体活動の強度によっても，必要となるエネルギー量や
栄養素量などが異なる。一方，栄養学的に必要となる食事量とは別に，
味覚，嗅覚などの五感が刺激されることにより「おいしい」と感じ，食
欲が強く刺激され，食事量が必要以上に増加することもある。

　近年，私たちを取り巻く食環境が大きく変化し，いつでもどこでもほ
しいものが手に入るようになってきている。その一方で，生活習慣病の
増加により健康に対する関心が高まり，おいしいものを食べる喜びを追
求しつつも健康を維持するための食生活も維持したいと願う者が増加し
ている。これに対応するように，科学的根拠が十分とは言い難いサプリ
メントや健康食品に関する情報が氾濫し，利用者は増加している。

　このような状況で，多くの人が飽食・過食・貧食などのために適切な
食物摂取ができず，理想的な体型を守れないことから，メタボリックシ
ンドローム（内臓脂肪症候群）やロコモティブシンドローム（運動器症
候群）が増加している。最近では個人を対象として食の問題だけではな
く，運動・ストレスなども加えた包括的な栄養管理が重要となっている。

　本章では，健康を維持する食事（ダイエット）について理解し，特に
肥満症を例にあげ，適正な体重維持における理論と実際について述べる。

1．ダイエット（diet）とは

　ダイエット（diet）とは，食事療法，病院の規則的な食事（一般治療食，特別治療食）を意味する。すなわち，ダイエットは本来，状況に応じた理想的な食事および食事を摂取することである。日本人の食事摂取基準（2020年版）の基本的な考え方では，体格（BMI）が標準より著しく外れていない者をその対象としている（なお，フレイルについては，健常状態と要介護状態の中間的な段階に位置づける考え方を採用している）。エネルギー量を例にすると，1日のエネルギー摂取量からエネルギー消費量を引いて差がゼロであれば，脂肪等の減少，蓄積が起こらず体重が維持される。したがって，理想的な体重の者の場合では，食事由来の摂取エネルギー量と，身体活動や代謝などによる消費エネルギーのバランスをとることにより，健康的な体重を保つことができる。このような，より健康な状態を維持するか，健康な状態に近づくための食事をダイエットという。

　また，脂肪の蓄積量が多すぎるために過体重となっている者に対するダイエットは，エネルギー摂取量を控えめになるような食事の摂取となり，その結果体重は減少し，より適正な体重に近づく。逆に，やせすぎの者に対しては，エネルギー摂取量を増加させるようなダイエットが勧められ，その結果体重は増加し，より適正な体重に近づく。

　一般的に日本では「ダイエット」を「体重の減量」という限定された食事法の意味として使われることが多い。体重を減少させることだけがダイエットの目的となり，体重減少につながる食事法に対して，「○○ダイエット」と称して，もてはやされる傾向にある。例えば，リンゴやバナナだけ食べる単品ダイエットなどがある。しかし，これらの方法は，エネルギー摂取量が極端に制限されているダイエット法であり，減食や絶食に通じる。減量するために無理な食事法を継続すると，身体では免疫力が低下し，体調を崩すだけでなく心身症になることもある。一例として神経性食欲不振症がある。これは，若い女性に

多く，精神的要因のために拒食や過食を繰り返すもので，やせと肥満を繰り返すことも多い。患者の95％は女性で，無月経を伴うこともあり，隠れ食い，盗み食い，多食，不食などさまざまな食行動の異常を伴う。

　また，運動選手や身体を激しく動かす肉体労働者などが，筋力をつけることによってがっちりとした体型となり，体重が適正体重より大幅に重くなる場合がある。体重超過は，筋肉量が多いためであり，過剰な脂肪蓄積がなければ，健康上特に問題はなく，個々の適正体重を算出することが必要である。

　適正体重付近か適正体重からやや低い体重であり肥満体型ではなくても，体脂肪の蓄積が過剰である場合（いわゆる隠れ肥満）では，肥満者と同様に生活習慣病のリスクは高い。

　身体組成のうち，筋肉量が少なくなっている状態をサルコペニア[*1]（筋肉減弱症）といい，高齢者に多くみられる。食事や運動がままならないため生活習慣病のリスクが高くなる。サルコペニアは次のように類別される。筋肉量の減少とともに，脂肪も減少している状態を**サルコペニア・フレイル**（加齢性筋減弱・虚弱）といい，体重が減少し虚弱化につながる。また，筋肉量の減少がエネルギー消費量の低下をもたらし脂肪が蓄積されるため，筋肉量が少なく体脂肪が多い状態を**サルコペニア・オベシティ**（加齢性筋減弱肥満症）といい，肥満が進行し寝たきりの原因ともなる。

　*1　**サルコペニア**：加齢による筋肉量の減少が原因となる。筋肉量の減少する状態では，酵素などの他のたんぱく質量も低下し，代謝や免疫力などが低下する。その結果，生活習慣病のリスクも高まる。さらに，生活機能が全般的に低くなることでフレイル（フレイルティともいう）となる。

2．好ましいダイエットと好ましくないダイエット

（1）好ましいダイエット

　ダイエットの真の目的は，過不足のないエネルギーと栄養素の摂取により，健康状態の維持・増進を図ることである。体重においては，体たんぱく質量などは維持しながら，過剰な貯蔵脂肪のみを減少させ，自分の適正体重にいかに

近づけ持続するかということである。減量したい場合では食事によるエネルギー摂取量を減らすだけでなく，食事摂取基準にのっとった栄養素摂取量のバランスを保ちながら，無理なく継続して実践できる食事療法が好ましいダイエットである。絶食など短時間で過激な減量を行えば，リバウンド（体重が元の体重に戻ったり，かえって増加してしまう）が生じることが多い。また，食事によるエネルギー摂取量と，身体活動・代謝によるエネルギー消費量とのバランスにより体重は増減するため，エネルギー摂取量を控えめにしつつ，身体活動量は運動などで増加させることが望ましい。いいかえれば，骨格筋などの体たんぱく質量を増やし，体脂肪量を低下させることが体重の減量につながる。

（2）好ましくないダイエット

1）食事抜きダイエット

食事を抜いた場合は，エネルギー摂取量が減少するが，各種の栄養素の摂取量も不足する。例えば，たんぱく質摂取量が減少すると体たんぱく質量が維持できなくなる。その結果，筋肉量や血液中のたんぱく質も減少し低栄養状態となる。筋肉量の低下は，活動量の低下や基礎代謝の低下につながり，脂肪が蓄積されやすくなる。また，血液たんぱく質の低下により浮腫が起こりやすくなる。その他，さまざまな低栄養障害や栄養欠乏症が起こりやすくなる。

2）栄養素のバランスが悪いダイエット

先に述べた単品だけのダイエットの場合は，その食品に含まれる栄養素量とバランスが，ヒトに対して推奨される食事摂取基準と異なるため，いずれかの栄養素の過不足が生じる。また，食事に求められる精神的な満足度も低く，継続しにくく，リバウンドを招きやすい。

筋肉を増加させたい意識からの高たんぱく質食ダイエットを行う場合は，相対的な脂質，炭水化物の摂取不足が生じるほか，摂取量が増加した分のたんぱく質の代謝・排泄に負担がかかる。

肥満解消や糖尿病対策のための低炭水化物食ダイエットでは，炭水化物が不足するため，脂質だけではなく筋肉などのたんぱく質の分解も亢進するために，

ケトーシスやサルコペニアなどのリスクが高くなる。

　また，栄養素のバランスが悪い食事により何らかの健康障害のリスクが高まる。特に女性の場合は，カルシウムの不足や女性ホルモンの分泌異常が起こる原因となり，それにより骨粗鬆症を引き起こすリスクが高くなる[1]。

3）サプリメント（栄養補助食品）に頼るダイエット

　食事を減らし，サプリメントを使用する場合は，サプリメントに含まれる栄養素に対しては必要な栄養素量が満たされても，エネルギー摂取量が極端に少ないことや，サプリメントの成分の吸収率が明らかではなく，身体にとって完全な食事とはいいがたい。さらに，サプリメントを用いた場合には，サプリメントに大量に含まれる栄養素の過剰摂取となる危険や，食品とサプリメントとの相互作用にも注意しなければならない。

3．ウエイトコントロール

（1）体重の変動について

　先に述べたように，体重は食物から摂取するエネルギー量と，身体活動量（身体が消費するエネルギー量）のバランスによって変動する（図6−1）。

　エネルギー摂取量がエネルギー消費量より多い場合は，この差が体脂肪として身体に蓄積される。少ない場合は体脂肪および体たんぱく質が消費される。

　消費エネルギー量の内訳は，身体をつくり維持する**基礎代謝**（basal metabolism）が約60〜70％，**身体活動代謝**が約20〜30％，食事のときに熱として奪われる**特異動的作用**[*2]が約10％である。

> ＊2　**特異動的作用**：食事をすると保持するエネルギーを超えた過剰の体熱産生をもたらす作用。SDA（specific dynamic action）と略す。過剰体熱産生の機構は十分には明らかにされていない。食事誘発性体熱産生（diet-induced thermogenesis：DIT）と同義である。

　基礎代謝に使用される身体の部位については，図6−2に示すように筋肉がその50％程度を消費することとなる。したがって，筋肉の多い人と少ない人と

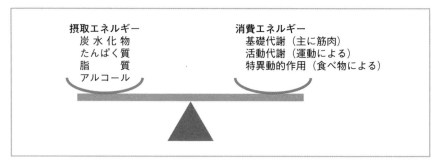

図6-1　エネルギー摂取量とエネルギー消費量のバランス

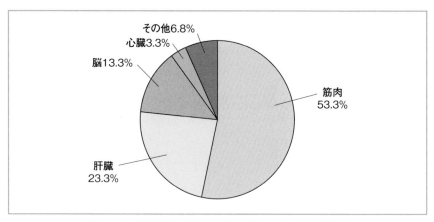

その他6.8%
心臓3.3%
脳13.3%
筋肉
53.3%
肝臓
23.3%

図6-2　基礎代謝に対する身体各部のエネルギー消費量
（香川靖雄　エネルギー　p.14　女子栄養大学出版部　1998より作成）

では基礎代謝量に違いがある。また基礎代謝量は成長するにつれて高くなり，成人してから少しずつ低下する（図6-3）。そのために中高年者では，若いころと同様に食べ，同じ運動量でも，基礎代謝量が減少している分エネルギー消費量が少なくなり体重は増加しやすくなる。体重を維持するためには，エネルギー摂取量を控えめにして，身体活動量を増加させることが推奨される。また，女性は妊娠や出産に備えるため，一般的に男性よりも体脂肪の割合が高くなる生理的特質をもっている。したがって，女性は男性と比べ，相対的な筋肉量が少なく，基礎代謝量も低い。

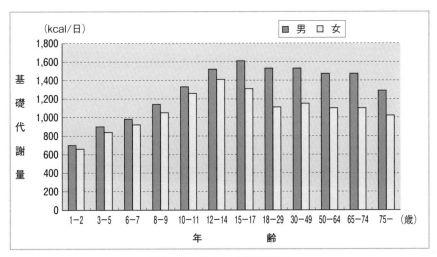

（kcal/日）

基礎代謝量

■ 男　□ 女

1,800
1,600
1,400
1,200
1,000
800
600
400
200
0

1-2　3-5　6-7　8-9　10-11　12-14　15-17　18-29　30-49　50-64　65-74　75- （歳）

年　　　　　齢

図6-3　日本人の基礎代謝量
（日本人の食事摂取基準（2020年版）より作成）

（2）体重変化にかかわる主な身体構成組織

1）筋　　肉

　筋肉は，骨格筋，心筋，平滑筋から成り立っており，骨格筋は骨格，腱に付随し体重の40〜50%を占めている。心筋は心臓，平滑筋はその他の血管壁，内臓などを構成する組織として機能している。

　筋肉は，エネルギー源として優先的に血糖や筋肉グリコーゲンなどを利用するほか，脂肪もエネルギー源として利用する。しかし，糖質が不足してくると，体たんぱく質の分解を進め，アミノ酸をエネルギー源として利用する。また，血糖が不足する場合もたんぱく質の分解を進めて，アミノ酸が糖新生に利用され，血糖が作られる。これらの代謝には筋肉たんぱく質をはじめとする各種のたんぱく質が利用される。このため，エネルギー摂取量が減少すると，筋肉が減り体重は減少する。このような状況では，たんぱく質に関連する酵素活性や免疫力の低下なども引き起こされるため，健康の維持にも支障が生じる。

2) 脂肪組織

　脂肪繊維の主要な役割は，エネルギーの貯蔵である。エネルギー摂取量が不足している場合でも，身体が正常に機能するためには，最低限度のエネルギー消費量は必要不可欠である。体脂肪は，エネルギー量不足の場合にエネルギー源として働く。このため，一時的なエネルギー量不足においては，体たんぱく質量の減少を抑制できる。逆に，摂取したエネルギー量が過剰な場合は，エネルギー源である糖質とたんぱく質から脂肪を合成し，脂肪細胞に蓄える。

　脂肪組織には，脂肪が約80％と水分が約20％含まれている。脂肪 1 kg を燃やすと，7,200kcal（1,000g×0.8× 9 kcal/g）ものエネルギーが発生する。したがって，7,200kcal のエネルギーが不足した場合，脂肪組織のみからエネルギーを産生したと仮定すれば，体脂肪は 1 kg 燃焼し体脂肪が減少する。しかし，実際のエネルギー代謝では，脂肪組織だけでなく，他のエネルギー産生栄養素である糖質とたんぱく質からもエネルギーが産生される。

　このように，脂肪組織は効率のよいエネルギー貯蔵組織である反面，健康を維持しながら体脂肪を減少させるには，食事内容も含めた生活習慣の長期的な対応が必要となる。

　正常な状態にある脂肪細胞は**小型脂肪細胞**と呼び，エネルギー過剰状態が継続すると，脂肪細胞は肥大化し，**大型脂肪細胞**になる（図 6 - 4 ）。脂肪細胞は，生理活性物質を分泌する内分泌器官として働く。小型脂肪細胞からはインスリン抵抗性を低くする生理活性物質（**アディポネクチン**）が分泌され糖尿病のリスクが軽減されるが，大型脂肪細胞からは，逆にインスリン抵抗性を増加させる生理活性物質が分泌され糖尿病のリスクが増加する。また，**レプチン**は脂肪組織に由来する代表的なホルモンである。脳の視床下部に作用し，満腹感を感じ摂食を抑え，強力な摂食抑制とエネルギー消費の亢進をもたらし，体重を適正に保ち，肥満や体重増加の制御に関与すると考えられている。さらに脂肪細胞からは，種々の生理活性物質が分泌されている。小型脂肪細胞より構成された適切な量の脂肪組織は，生体にとって重要な組織である[2]。

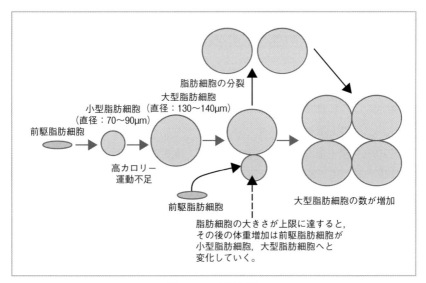

図6-4　脂肪細胞

（3）リバウンド

　リバウンドとは，跳ね返りという意味で，なんらかの方法で体重を減少させ
ても，いつの間にか体重がもとに戻ってしまう現象をいう。多くの場合，過激
な減量を行ったときは，過激な減量のストレスが要因の一つとなり，その後，
暴飲暴食しがちとなってしてしまうことからリバウンドが起こる。このとき，
減量時に失われた筋肉などのたんぱく質量は減量前の状態に戻らず，その分脂
肪量が増加する。リバウンドした後の体重は減量する以前の体重と同じであっ
ても，身体組成を見ると，筋肉が減少し脂肪が多くなっている場合が多い。

　人間は良好な健康状態を維持する能力を備えており，これを生体の恒常性の
維持能力・調整機構（ホメオスタシス）という。短期間にやせると，ホメオス
タシスによりもとの状態を維持しようとエネルギー消費量を節約する。その結
果，エネルギー貯蔵がより進むために体重が増加しやすくなる。ホメオスタシ
スに対応してリバウンドを防ぐためには，時間をかけてゆっくりと減量しつつ，
体重が増えないような配慮を継続する必要がある。前述のように，体重減少時

には筋肉などのたんぱく質の一部はエネルギー源として利用され減少するため，意識的に身体活動量を増加させ，体たんぱく質量を維持することが必要となる。

　減量を始めると最初の1～2週間は順調に体重が減少していくが，3～4週間を過ぎたころには体重の減り幅が少なくなり**停滞期**となる。この状態の時期も食生活，運動を継続すればまた体重が下がり始める。適正体重になり，さらに，その先も適正体重を維持するためには，食生活と運動を継続する必要がある。そのためにも，実践するダイエットを含めた食生活と運動は，適切で無理なく継続できるものであることが必須となる。

（4）過体重を適正体重にするウエイトコントロールの実践ポイント

　肥満には，単にエネルギー量の過剰摂取（エネルギー摂取量＞エネルギー消費量）により脂肪が過剰に蓄積した原発性（単純性）肥満と，何らかの疾病により引き起こされる肥満とがある。ここでは，原発性肥満の原因である脂肪の過剰蓄積への対応について記述する。

　過体重であるということは，現在までの食生活を含めた生活習慣に何らかの問題があると思われる。問題を探るためには，身体計測の実施と，日常生活の実態把握が必要となる。この作業を通して，身体の状態を客観的に把握し，日常生活上での問題点を明らかにしたうえで，対応を検討する。

　実施する方法として，まず，自分の適正体重を把握することが必要である。次に，現在の体重から健康に生活できる適正体重にまで減量し，さらに，その適正体重を維持すること（ウエイトコントロール）が重要である。単に，体重減少のみを求めると，身体組成を変化させてしまうため，過剰な体脂肪を減少させることを目的とする。体脂肪を減らす方法としては，①摂取エネルギー量を減らす，②身体活動量を増やす，③筋肉量を増やし基礎代謝量を上げる，があげられる。これらを併用することで効果は上がる。

1）身体状況の把握

　身長，体重を測定し現在の体格指数（BMI）を算出し，自分の肥満度を認識する（表6 - 1）。理想的な BMI 値（22）と身長から，自分の適正体重や体重の標準範囲を算出する。また，各種の健康診断等を利用し，より詳細な身体状況の把握を行う。

表 6 - 1　BMI による肥満度判定

BMI		判　定
＜18.5		低体重（やせ）
18.5≦〜＜25		**普通体重**
25≦〜＜30		肥満度1
30≦〜＜35		肥満度2
35≦〜＜40	高度肥満	肥満度3
40≦		肥満度4

（日本肥満学会　2016）

2）食生活と運動量の見直し

　自分の生活習慣を理解するため，一週間程度一日24時間のタイムテーブルを作成して，生活実態を確認する。特に食生活においては，食事の量，栄養素の摂り方，食べた時間，食べ方（早食いなど）などを書き出す。そして，歩数計をつけるなどして身体活動量を確認する。

　このようにして，摂取した食事のエネルギー量と栄養素摂取量，および身体活動量を調べ，日ごとの値，平均値や日間変動を把握する。日間変動においては，欠食，外食，夜食，飲み会などによってどのくらいの差が生じるのか，概数でかまわないので把握するとよい。この作業を通して自分の問題点を発見して，改善の方策を探る。

　欠食は，栄養素の十分な摂取が困難となるため，避けるようにする。特に，朝食は身体のウォーミングアップの役目をしており，生体リズムのもととなるため，朝食は必ず食べるように努める。また，夕食が夜食化された食生活では，特異動的作用が低下し，逆に副交感神経が活発となって消化機能が活発になり，中性脂肪としてエネルギーを蓄えてしまう傾向が強くなる。

　食事は，生命の維持や成長に必要な栄養素を取り入れるだけでなく，生活の一部であり，社会的な活動に密接にかかわる。「いつ」「どこで」「だれと」「何を」「どのように」食べるかにより，心身の健康の度合いが変わってくる。食べ過ぎない状態で食品の数を30品目食べようといったキャンペーンなどは栄養素数を増やしバランスもよくなり理に適っている。

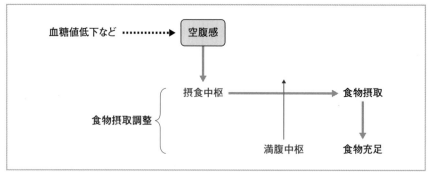

図6－5　中枢神経の摂食調節

　食生活を豊かにする加工食品利用は勧められるが，高エネルギー食品が多いので利用には注意が必要である。同様に，ファストフードなどの外食を多くとりすぎることにも注意が必要である。これらの食品の過度の利用は，三大栄養素の過剰摂取となり，カルシウムなどのミネラル，食物繊維などが不足するといった問題点があげられている。

　エネルギー摂取量制限を実行すると空腹になる。このとき体脂肪が分解されてエネルギー代謝の過程で**遊離脂肪酸**となる。この遊離脂肪酸が，**摂食中枢**を刺激し食欲を高め，さらには脳を興奮させ，いらいら感を引き起こす。このいらいら感は，少量の糖質を補うことで抑えることができる。

　①　**食事の量**　　通常は，ある程度の量の食事を摂取すれば**満腹中枢**が刺激されることにより，過食を未然に防ぐ調節機構が働く（図6－5）。しかし，ストレスなどにより食欲中枢が乱れたときは，満腹感を感じずに大量に食べてしまうことがある。さらに高エネルギー食を摂っていると，食事量はそう多くないにもかかわらずエネルギー摂取量が過剰となる。また，100％果汁ジュース，スポーツ飲料，果物など身体によいとされているものでも，糖質が多く含まれ，摂りすぎるとエネルギー量の過剰摂取になりやすい。また，摂食中枢が正常に作用しない場合は，食事量が不足していても食欲が低下し，低栄養状態になる危険もある。

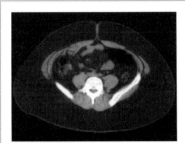
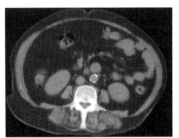

皮下脂肪型肥満
女性型　危険因子の合併が少ない

内臓脂肪型肥満
男性型　脂肪肝の高頻度合併
　　　　インスリン抵抗性
　　　　多危険因子の合併

図 6 － 6　皮下脂肪型肥満と内臓脂肪型肥満

　②　**食べ方**　よく噛まずに食べ物を飲み込んでいるような早食いの場合
は，満腹感を感じる前に食べ過ぎてしまう。一方，ゆっくり食べる場合は，食
べている間に血糖値が上昇し，満腹中枢が刺激され十分に食べた気分となる。
このように，同じ量の食事を摂取しても，食べ方により，満足感を感じ，過食
につながらない場合と，満腹感が感じられずに不満が残るか，満腹感を感じた
ときにはすでに食べ過ぎてしまっている場合がある。また，同じエネルギー摂
取量でも短時間で食べると，血糖値と血中のインスリン値が急上昇して体脂肪
が増加しやすいことからも，ゆっくりよくかんで食べるほうがよい。
　だらだら食いやながら食い，**間食**は食べ過ぎにつながったり，インスリンな
どのホルモンの分泌が乱れ，体脂肪は増加する。夜遅くに食べてすぐ寝ると，
寝ている間は副交感神経活動が活発となるため消化器官の機能が活発となる。
そのため栄養素の吸収がよいので体脂肪が増加する。
　3）適正体重の算出
　BMI や体脂肪量による肥満症診断のフローチャートにおける内臓脂肪型肥
満の判定基準が，日本肥満学会により示されている[3]（p. 154参照）。最近では，
生活習慣病に強く関連する内臓脂肪面積を核磁気共鳴画像（MRI）やコンピュー
タ断層撮影法（CT）で測定する方法や，生体インピーダンス法（p. 70参照）に
よる体脂肪量の測定を行う肥満の判定が増加している（図 6 － 6 ）。

BMI は体重 kg/（身長 m)^{2}で算出する。適正体重は，（身長 m)^2×22の式により算出し，現在の自分の体重と比較して適正かどうかを BMI による判定から確認する（表6−1を参照）。また，生体インピーダンス法を用いた身体組成計で測定し，体脂肪量などの一般的な基準を利用する方法もある。

適正体重は，身体組成のバランスにより，自分の適正体重を決定する。

具体例 Aさん〔女性，50歳，会社員，身長160cm，体重65kg，体脂肪率30％〕
　　　Aさんの適正体重は，1.6m×1.6m×22kg/m^{2}より56.3kgである。
　　　BMIは65/1.6×1.6＝25.4（肥満度1）であり，現在の体重は65kg，適正体重は56.3kgであることから8.7kg（65kg−56.3kg）の減量を目標とする。

4）実　　行

肥満解消を目的とするダイエットは，身体組成のバランスを適正化することにある。肥満症診療ガイドライン2016では，肥満症（25≦BMI＜35）は，適正体重×25kcal，現体重から3〜6か月で3％以上の減量，BMI≧35の高度肥満症では，適正体重×20〜25kcal，現体重から5〜10％の減量をエネルギー摂取量の目安としている[4]。エネルギー摂取量は，基礎代謝量を下回るような設定は行わず，リバウンド予防の意味も含めて1か月に1〜2kgの減量のペースがよいとされている。**食生活と運動習慣を改善する**ことが第一であり，適正体重に近づいたら**維持する**ことが重要である。たんぱく質（P），脂質（F），炭水化物（C）は食事摂取基準に合わせてエネルギー産生栄養素バランス（**PFCエネルギー比率：各栄養素のエネルギー摂取量の割合**）のよい食事を心がける。たんぱく質摂取量は少なくとも適正体重×1〜1.2gとする。糖質は100g程度摂取する。総エネルギー摂取量に対する脂肪エネルギー摂取量の比率（脂肪エネルギー比率）は，20〜25％が勧められる。さらに，ビタミン，ミネラルを確保し，食物繊維は1日に10〜20gを摂る。糖質100gを摂取することは，ごはんやパンを100g食べることではない。例えば，ごはん（めし・精白米）は100g中に糖質が約37g含まれている。したがって，ごはんで糖質100gを摂取するためには，ごはん約270g（茶碗で2杯弱）を食べることになる。

バランスのとれた**食事**は，食生活指針（p.108）をふまえたうえで，次の①

〜⑤を満たしたものである。

① 栄養素摂取量のバランスは，PFC 比率（P13〜20％，F20〜25％，C50〜65％）とし，食事摂取基準に合わせてビタミン，ミネラル，食物繊維を摂取する。

② 食品の組み合わせのバランスは，多様な食品を組み合わせる。

③ 献立のバランスは，主食，主菜，副菜，副副菜など用意する。主菜はたんぱく質の多い食品（肉・魚・卵・大豆製品）を用い，副菜，副副菜は野菜，果物などを取り入れる。献立にエネルギー量が少なく，食物繊維の多い海藻類（寒天，ひじきなど），こんにゃく，きのこ類などを使う。味付けを薄くし，揚げ物は吸油率の高い天ぷら等の衣は控える。

④ 料理の組み合わせのバランスは，ボリューム感があり，調理法，味付けなどおいしそうと感じる料理を考える。

⑤ 毎食時のバランスは，1日3食を基本として朝食多め，夕食少なめを心がける。

食生活に関する留意事項を以下に示す。

・生活リズムを整え，夜食はとらないように心がける。

・よく噛み，ゆっくり食べるように心がける。間食は少なく，エネルギーは低いものにする。**低 GI 食***3を心がける[5]（図6−7）。また，アルコール飲料は，エネルギー必要量の中で適量を心がける。

　　*3　**低 GI（Glycemic Index）食**：炭水化物を含む食品を食べたときの，血糖値の上昇を表した指標である。50g のグルコースをとったときを基準値100とし，糖質量として同量の他の食品をとり，基準との比較で算出している。

・栄養素が不足してしまう場合は，不足していると思われるサプリメントを上手に補う。常時サプリメントに頼る状況は避ける。

・朝，排尿後体重を計量し（**レコーディングダイエット**），可視化するためにグラフにする。体重変化を指標として，エネルギー摂取量の収支を推定できる。

・減量のためのウエイトコントロールは長期にわたるため，余裕をもたせた計画とし，できることから実行する。

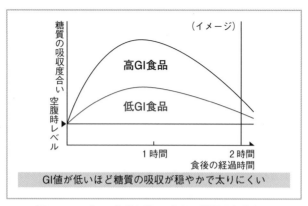

図 6 － 7　高 GI 食品と低 GI 食品の糖質吸収度合い

文　献

1 ）特集「骨粗鬆症と骨発育・骨代謝・骨折—やせ志向世代の子どもは危ない！」
　　平成14年 9 月24日号　企画：教育医事新聞
2 ）栄養学レビュー編集委員会編　レプチン—栄養における調節　pp. 1 ～16　建
　　帛社　2003
3 ）日本肥満学会編　肥満症診療ガイドライン2016　巻頭図表図 A
4 ）日本肥満学会編　肥満症診療ガイドライン2016　p. 38
5 ）Dietary glycemic index and load in relation to metabolic risk factors in
　　Japanese female farmers with traditional dietary habits1 － 3 Kentaro Mu-
　　rakami et al 2006

7

ライフステージと栄養

★ 概要とねらい

　ヒトの一生は，胎児期に始まり，新生児期，乳児期，幼児期，学童期，思春期，成人期，更年期，高齢期とさまざまなライフステージを経て終焉となる。女性においては，これに妊娠・授乳期が加わる。

　各ステージにおける生理的な変化は異なっているため，生理的特徴に見合った栄養ケア・マネジメントが必要である。

　本章では，ライフステージを「1．妊娠・授乳期，新生児期・乳児期」，「2．幼児期，学童期，思春期」，「3．成人期」，「4．高齢期」の4つのステージに大別し，各ステージにおける生理的特徴と栄養ケア・マネジメントについて記述する。

　なお，各ステージは，ステージごとに特徴はあるものの，それぞれが別のものというわけではなく継続したものであることから，一生を全体の流れとしてとらえたい。

　2014（平成26）年に厚生労働省は，日本人の長寿を支える「健康な食事」のあり方に関する報告書を発表した。

1. 妊娠・授乳期，新生児期・乳児期

（1）生理的特徴

1）妊娠・授乳期

① **妊娠の成立**　妊娠とは，受精卵の着床から始まり胎芽または胎児および付属物の排出をもって終了するまでの状態をいう。排卵により放出された卵子は卵管采から卵管内に入り，卵管膨大部で精子と合体し受精する。受精した卵子は細胞分裂をくり返しながら卵管を移動し，子宮内膜に着床して妊娠が成立する。

② **妊娠の期間**　妊娠期間は週齢で表し，妊娠14週未満（妊娠０週０日〜13週６日）を妊娠初期，妊娠14週から28週未満（妊娠14週０日〜妊娠27週６日）を妊娠中期，妊娠28週以降（妊娠28週０日〜出産）を妊娠後期という。一方，胎児に対しては，妊娠成立（着床）から２週未満を胚芽期，２週から８週未満を胎芽期，８週以降出産（分娩）までを胎児期という。

妊娠全期間の体重増加量については，非妊娠時の体格区分別に，妊娠全期間を通しての推奨体重増加量と，妊娠中期から後期における１週間あたりの推奨体重増加量が設定された（表７−１）。

表７−１　妊娠中の体重増加指導の目安[*1]

妊娠前の体格[*2]	BMI	体重増加量指導の目安
低体重（やせ）	18.5未満	12〜15kg
普通体重	18.5以上25.0未満	10〜13kg
肥満（１度）	25.0以上30.0未満	7〜10kg
肥満（２度以上）	30.0以上	個別対応（上限５kgまでが目安）

[*1]　「増加量を厳格に指導する根拠は必ずしも十分ではないと認識し，個人差を考慮したゆるやかな指導を心がける。」産婦人科診療ガイドライン産科編2020 CQ 010より
[*2]　日本肥満学会の肥満度分類に準じた
（厚生労働省　妊娠前からはじめる妊産婦のための食生活指針　2021）

③　**分娩・産褥期と周産期**　　分娩（出産）とは，胎児とその付属物が産道を通過して母体外に排出され，妊娠を終了する現象である。**産褥期**<ruby>産褥<rt>さんじょく</rt></ruby>期とは，分娩が終了して妊娠・分娩に伴う母体の生理的変化が非妊時の状態に回復するまでの状態をいい，その期間は 6 〜 8 週間とされている。**周産期**とは，妊娠22週（154日）から出生後 7 日未満までをいう。

④　**授乳期**　　授乳期とは，妊娠・出産を経て非妊娠状態に回復し，母乳による授乳・哺育を行う時期である。産褥期を経て分娩後 6 か月頃には元の体重に戻ることが望ましい。低体重に対しては食事内容や疲労との関連性，過体重に対しては食事内容や浮腫との関連性について考える。

母乳の分泌には，プロラクチンとオキシトシンというホルモンが関与している。プロラクチンは乳腺刺激ホルモンで，乳腺の発達作用と，乳汁のたんぱく質やラクトースの合成を促進し，乳汁の分泌を促す作用がある。オキシトシンは，射乳ホルモンともいわれ，乳腺の筋肉を収縮させ，乳汁分泌を盛んにする。

2）新生児期・乳児期

出生後 7 日未満を早期新生児期，出生後 4 週（28日）未満までを新生児期，生後 1 歳に達するまでを乳児期という。

出生体重が2,500〜4,000g 未満を**正規出生体重児**，2,500g 未満を**低出生体重児**，1,500g 未満を**極低出生体重児**，1,000g 未満を**超低出生体重児**という。

出生時の身長は約50cm で男児は女児よりやや大きい。生後 1 年で約1.5倍になる。出生時の体重は約 3 kg で男児は女児よりやや大きい。生後 3 か月で約 2 倍，6 か月で約2.5倍，生後 1 年で約 3 倍になる。

（2）栄養ケア・マネジメント

1）妊娠・授乳期

①　**日本人の食事摂取基準（2020年版）**　　妊娠中に適切な栄養状態を維持して正常な分娩をするために，また，授乳期には泌乳のために，非妊娠期に比べて余分に摂取すべきと考えられるエネルギーおよび栄養素がある。日本人の食事摂取基準（2020年版）では，妊婦（妊娠期別に初期，中期，後期の 3 区分）・

授乳婦の付加量などで示している（第4章参照）。

② **妊娠前からはじめる妊産婦のための食生活指針**　　妊娠・授乳期は，母子の健康確保のためにも適正な食習慣の確立が重要である。近年，若い女性においては，低体重の割合が増加している。そこで2021（令和3）年，厚生労働省は「妊娠前からはじめる妊産婦のための食生活指針」を策定し，食生活上の10項目の課題を示した（表7-2）。

③ **妊産婦のための食事バランスガイド**　　妊産婦にとって望ましい食事のエネルギー量と栄養素量は，妊産婦の年齢，身体活動レベルを基に1日に必要な量を設定した基本量（非妊娠時・非授乳期）に，妊娠・授乳時期別に付加的に必要となる付加量を加算したものとなる。**妊産婦のための食事バランスガイド**は，非妊娠時に対する付加量をサービング数で示したものである（図7-1）。エネルギー量と鉄以外の栄養素については，付加量により妊娠・授乳中に付加的に必要となる量をほぼ満たすことができると考えられるが，**鉄**については不足が見込まれるため意識して鉄を多く含む食品を選択する必要がある。

④ **つわりと妊娠悪阻**　　**つわり**とは，妊娠初期の6週頃から生じる悪心_{おしん}，嘔吐_{おうと}，食欲不振，嗜好の変化を始めとした種々の症状のことで，妊婦の約50%にみられる。多くは妊娠16週頃までに軽快するが，これらの症状が重篤化_{じゅうとくか}したものが**妊娠悪阻**_{おそ}である。

表7-2　妊娠前からはじめる妊産婦のための食生活指針〜妊娠前から，健康なからだづくりを〜（2021年）

1　妊娠前から，バランスのよい食事をしっかりとりましょう
2　「主食」を中心に，エネルギーをしっかりと
3　不足しがちなビタミン・ミネラルを，「副菜」でたっぷりと
4　「主菜」を組み合わせてたんぱく質を十分に
5　乳製品，緑黄色野菜，豆類，小魚などでカルシウムを十分に
6　妊娠中の体重増加は，お母さんと赤ちゃんにとって望ましい量に
7　母乳育児も，バランスのよい食生活のなかで
8　無理なくからだを動かしましょう
9　たばことお酒の害から赤ちゃんを守りましょう
10　お母さんと赤ちゃんのからだと心のゆとりは，周囲のあたたかいサポートから

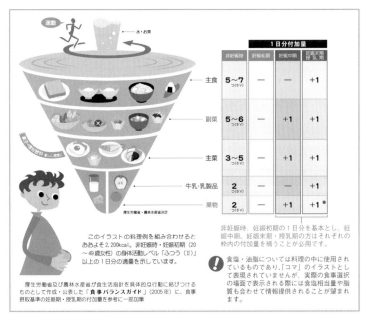

		1日分付加量		
	非妊娠時	妊娠初期	妊娠中期	妊娠末期・授乳期
主食	5～7つ(SV)	—	—	+1
副菜	5～6つ(SV)	—	+1	+1
主菜	3～5つ(SV)	—	+1	+1
牛乳・乳製品	2つ(SV)	—	—	+1
果物	2つ(SV)	—	+1	+1

運動

水・お茶

厚生労働省・農林水産省決定

このイラストの料理例を組み合わせるとおおよそ2,200kcal。非妊娠時・妊娠初期（20～49歳女性）の身体活動レベル「ふつう（Ⅱ）」以上の1日分の適量を示しています。

厚生労働省及び農林水産省が食生活指針を具体的な行動に結びつけるものとして作成・公表した「食事バランスガイド」（2005年）に、食事摂取基準の妊娠期・授乳期の付加量を参考に一部加筆

非妊娠時、妊娠初期の1日分を基本とし、妊娠中期、妊娠末期・授乳期の方はそれぞれの枠内の付加量を補うことが必用です。

食塩・油脂については料理の中に使用されているものであり、「コマ」のイラストとして表現されていませんが、実際の食事選択の場面で表示される際には食塩相当量や脂質も合わせて情報提供されることが望まれます。

図7−1　妊産婦のための食事バランスガイド

　つわりでは，食欲不振により栄養素摂取量が減少するため，まずは食べることを優先する。妊娠悪阻では，悪心，嘔吐が長期にわたり，摂取量が大幅に減少するため，栄養障害や脱水が進行体重減少や代謝異常がみられることがある。

　⑤　**妊娠高血圧症候群**（hypertensive disorders of pregnancy：HDP）妊娠時に高血圧を認めた場合**妊娠高血圧症候群**とする。①妊娠高血圧腎症，②妊娠高血圧，③加重型妊娠高血圧腎症，④高血圧合併妊娠に分類される。①，②は妊娠20週以降分娩12週までの間に高血圧が認められる病態で，妊娠前あるいは妊娠20週までに高血圧を発症した場合は，③，④に分類される。

　⑥　**妊娠貧血**　　妊娠中の貧血の約95％が鉄欠乏性貧血である。症状は疲労感，動悸・息切れ，めまいなどであり，重篤化すると，新生児では低出生体重児のリスクが高まり，母体ではHDP，陣痛微弱，乳汁分泌不足，子宮復古遅延などのリスクが高まる。予防には，吸収のよいヘム鉄を多く含む動物性食品とビタミンCの摂取を心がける。

⑦　**妊娠糖尿病**　　妊娠糖尿病とは，妊娠時にみられる糖代謝異常状態で，妊娠中に初めて現れ分娩とともに回復する耐糖能低下による糖尿病である。肥満女性では発症リスクが高い。妊娠糖尿病により，巨大児あるいは胎児仮死の頻度が高くなり，新生児においては黄疸（おうだん），呼吸障害などの異常発生リスクが高くなる。また，母体においても HDP，羊水過多の発症リスクが高くなる。予防には，妊娠前からの適正な体重管理が必要である。

⑧　**神経管閉鎖障害**　　神経管閉鎖障害とは妊娠の 4 ～ 5 週頃（へいさ）に起こる胎児の先天性異常であり，主に先天性の脳や脊髄の癒着不全となる。この疾患の発症リスク低減には，ビタミンの一種である葉酸の摂取が重要である。

２）新生児期・乳児期

①　**授乳期の栄養**　　新生児期・乳児期前半は**乳汁栄養**による栄養摂取が全てであることから，乳汁栄養は極めて重要である。乳汁栄養には，**母乳栄養**，**人工栄養**（育児用ミルク），**混合栄養**がある。

母乳は分泌される時期により**初乳**，**移行乳**，**成乳**に区分される。初乳は分娩後から 5 日までの乳汁で，淡黄色を帯びた粘性のある濃厚な液体である。移行乳は分娩後 5 ～ 10 日までの乳汁で，乳白色から白色で粘度がやや低下した液体である。成乳は分娩後10日以降の乳汁で，白色で芳香とわずかな甘味があり粘度は低い。

母乳育児の場合，生後 6 か月の時点で鉄欠乏を生じやすいとの報告や，ビタミン D 欠乏の指摘がある。母乳育児を行っている場合は，適切な時期に離乳を開始することが重要である。

わが国では厚生労働省により，授乳・離乳への理解を深め適切に進めるための指針として2019（平成31）年に「**授乳・離乳の支援ガイド**」が策定されている。

調製粉乳（乳児用調製粉乳）は母乳の代用として用いられる。フォローアップミルクは，母乳代替食品ではない。離乳が順調に進んでいれば摂取する必要はない。離乳が順調に進まず鉄欠乏のリスクが高い場合や，適当な体重増加がみられない場合には，医師に相談した上で，必要に応じて活用すること等を検討する。**治療乳**は，**先天性代謝異常**の乳児のために，代謝障害となる乳汁中の

成分を除去した治療用の特殊なミルクである。**乳糖不耐症**用の治療乳は，乳糖（ラクトース）をグルコースなどに置き換えたものである。

② **離乳期の栄養**　母乳または育児用ミルクなどの乳汁栄養から幼児食に移行する過程を離乳という。この過程をとおして，乳児の摂食機能は，乳汁を吸うことから食べ物をかみつぶして飲み込むことへと発達していく。また，摂取する食品の量や種類が多くなり，献立や調理形態が変化していく。同時に摂食行動にも変化がみられ，次第に自立へと向かっていく。離乳期の食経験は，その後の食習慣や食物選択能力に大きな影響を与える。

　a．**離乳の開始**：なめらかにすりつぶした状態の食物を初めて与えたときが離乳の開始であり，生後5〜6か月頃が適当である。離乳開始の目安となる乳児の発達として，首のすわりがしっかりしている，支えてやるとすわれる，食物に興味を示す，スプーンなどを口に入れても舌で押し出すことが少なくなる，哺乳反射が消失するなどがあげられる。

　b．**離乳の移行**：離乳開始後ほぼ1か月間は，離乳食を1日1回与える。母乳または育児用ミルクは子どもの欲するままに与える。離乳開始1か月を過ぎた頃からは，離乳食は1日2回与える。母乳または育児用ミルクは，離乳食の後に与え，さらに離乳食とは別に，母乳は子どもの欲するまま，育児用ミルクでは1日に3回程度与える。生後9か月頃から，離乳食は1日3回与える。食欲に応じて離乳食を増やし，離乳食の後に母乳または育児用ミルクを与え，離乳食とは別に，母乳は子どもの欲するままに，育児用ミルクは1日に2回程度与える。鉄の不足には十分配慮する。

　c．**離乳の完了**：形のある食物をかみつぶすことができるようになり，エネルギーや栄養素の大部分が母乳または育児用ミルク以外の食物からとれるようになった状態を離乳の完了という。生後12か月から18か月頃である。

　d．**離乳食の進め方の目安**：食べ方の目安，調理形態，1日当たりの目安量，歯の崩出・摂取機能の目安については，「授乳・離乳の支援ガイド」による離乳食の進め方の目安を参考にする（表7－3）。

　幼児期の偏食により鉄が不足しがちになり，鉄欠乏性貧血が心配される。ま

表7－3　離乳の進め方の目安

離乳の開始 ⟹ 離乳の完了

以下に示す事項は，あくまでも目安であり，子どもの
食欲や成長・発達の状況に応じて調整する。

		離乳初期 生後5〜6か月頃	離乳中期 生後7〜8か月頃	離乳後期 生後9〜11か月頃	離乳完了期 生後12〜18か月頃
〈食べ方の目安〉		○子どもの様子をみながら，1日1回1さじずつ始める。 ○母乳や育児用ミルクは飲みたいだけ与える。	○1日2回食で，食事のリズムをつけていく。 ○いろいろな味や舌ざわりを楽しめるように食品の種類を増やしていく。	○食事のリズムを大切に，1日3回食に進めていく。 ○共食を通じて食の楽しい体験を積み重ねる。	○1日3回の食事のリズムを大切に，生活リズムを整える。 ○手づかみ食べにより，自分で食べる楽しみを増やす。
1回当たりの目安量	調理形態	なめらかにすりつぶした状態	舌でつぶせる固さ	歯ぐきでつぶせる固さ	歯ぐきで噛める固さ
	I 穀物（g）	つぶしがゆから始める。	全がゆ 50〜80	全がゆ 90 〜軟飯 80	軟飯 90〜 ご飯 80
	II 野菜・ 果物（g）	すりつぶした野菜等も試してみる。	20〜30	30〜40	40〜50
	III 魚（g） または肉（g） または豆腐（g） または卵（個） または乳製品（g）	慣れてきたら，つぶした豆腐・白身魚・卵黄等を試してみる。	10〜15 10〜15 30〜40 卵黄1〜 全卵1/3 50〜70	15 15 45 全卵1/2 80	15〜20 15〜20 50〜55 全卵 1/2 〜 2/3 100
歯の萌出の目安			乳歯が生え始める。		1歳前後で前歯が8本生えそろう。 離乳完了期の後半頃に奥歯（第一乳臼歯）が生え始める
摂食機能の目安		口を閉じて取り込みや飲み込みが出来るようになる。	舌と上あごで潰していくことが出来るようになる。	歯ぐきで潰すことが出来るようになる。	歯を使うようになる。

※衛生面に十分に配慮して食べやすく調理したものを与える
（厚生労働省　授乳・離乳の支援ガイド　2019　一部改変）

た，エネルギーが高い食品を多く食べエネルギー摂取量が多い一方で，身体活動が少なくエネルギー消費量が少ない場合は，肥満となる。幼児肥満は成人期の肥満につながりやすい。

2．幼児期，学童期，思春期

（1）生理的特徴

1）幼　児　期

満1歳から小学校入学までを**幼児期**という。乳児期に比べれば成長は穏やかではあるが，運動機能や精神機能の発達は著しい時期である。また，基本的な生活習慣の確立に大きな影響を及ぼす時期でもある。

①　**身体的発育の特性**　　幼児期は，骨格，内臓諸器官，筋肉などの著しい発達により，運動機能は粗大運動も微細運動も発達する。また，乳児期に比べて身長の伸びが著しいため，皮下脂肪が多く丸みを帯びた乳児の体型から，細長い幼児の体型に変化する。発育状態の評価は，幼児の**身長体重曲線**（図7－2）と**カウプ指数**による発育状況の判定（図7－3）を用いる。

カウプ指数＝体重（g）/身長（cm）^{2}×10

②　**精神的発達の特性**　　幼児期は言語，知能，情緒，社会性の発達が目覚しい時期である。自我が芽生えはじめ，**第一反抗期**（2～3歳）が現れる。また，偏食や食欲不振などが現れやすい時期でもある。

2）学童期，思春期

6～11歳までの小学校の6年間を**学童期**，第二次性徴がみられる学童期後半から中学・高校の時期を**思春期**という。学童期前半は，**第一発育急進期**の乳児期に比べると，身長や体重の増加割合は減少し，比較的ゆっくりとほぼ一定の割合で身体が成長する。学童期後半になると，旺盛な成長がみられ，思春期スパート（**第二発育急進期**）を迎える。女子は9～12歳頃，男子は11～14歳頃にみられ，一時的に女子は身長・体重ともに男子を上回ることがある。急伸期後に女子は初潮を迎えることが多い。その後女性ホルモンの影響で，胸部，下腹部，大腿部への皮下脂肪沈着や女性型骨盤形成があり，女性らしい体つきになり，陰毛，腋毛の発生もみられる。男子は，第二次性徴発現が女子より約2年遅れで現れる。男性ホルモンの分泌により陰茎の伸長肥大，精巣上体の発育，

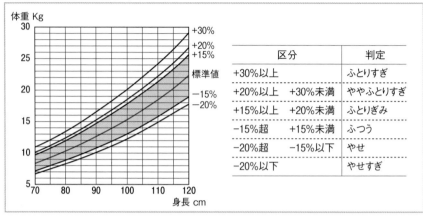

図7-2　幼児の身長体重曲線（平成22年調査，厚生労働省）

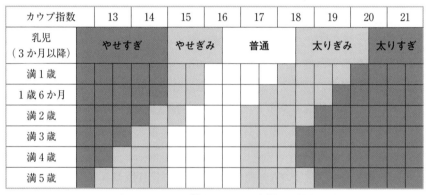

図7-3　カウプ指数による発育状況の判定

精嚢腺，前立腺の発育がみられ，陰毛，腋毛，剛毛の発生，声帯の発達と変声がある。また，骨格が発達し，筋肉質の男性らしい体つきになる。女子は17歳前後，男子は18歳前後で発育は終了する。第二次性徴の発現は個人差・性差があるので，年齢による明確な区分は難しい。個人別の健康管理が大切である。

　学童期は，身長体重発育曲線（図7-4）による

表7-4　ローレル指数判定基準

	判定基準
やせ過ぎ	100未満
やせ気味	100～115
標　準	115～145
ふとり気味	145～160
ふとり過ぎ	160以上

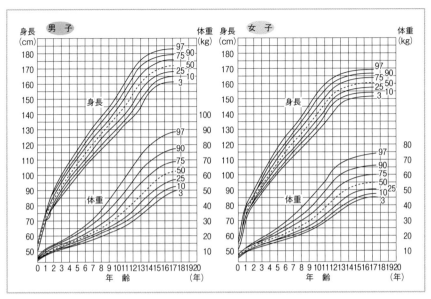

図7－4　身長と体重の発育曲線

栄養状態の評価と，ローレル指数（表7－4）による身長と体重のバランスの評価を行う。思春期前半は，ローレル指数，それ以降はBMIで評価を行う。

　ローレル指数＝体重（kg）/身長（cm）³×10⁷

（2）栄養ケア・マネジメント

1）幼児期

　幼児期に獲得した咀嚼や嗜好，食習慣などは，その後にも影響を及ぼすことから，幼児期の食生活は，精神面の発達や食行動に配慮していくことが重要である。また，咀嚼機能は3歳頃までに獲得されるものであることから，食品の種類や調理形態にも配慮が必要である。幼児期の食事に欠かせないのは，自らの食べたい気持ちを引き出し，尊重することである。手づかみ食べからスプーンやフォーク，箸を使うようになるので，食具で扱いやすい食品具材の大きさや，味覚の発達とともに味つけにも配慮が必要である。

　1～2歳児の食事については，咀嚼や摂食行動の発達を促していくことがで

きるように食品や料理の種類を広げることが大切である。また，食べることが
楽しい，自分で食べたいという意欲を培うことができるような食事内容や，食
具・食器の種類などに配慮することが必要である。心身の発達とのバランスを
みながらかかわる必要がある。

　3歳以上児の食事については，さまざまな食べ物を食べる楽しさが味わえる
ように，多様な食品や料理を組み合わせるように配慮する。また，仲間と一緒
に楽しく食事をしたり食べ物を話題にする機会を増やすことができるよう，食
事の環境や食事の内容についても配慮することが重要である。

　また，幼児期は，1回に食べることのできる量が限られ，1日3回の食事で
は必要なエネルギーや栄養素量を満たすことが難しい。そのため，**間食**は1日
の栄養素を補う意味も大きい。したがって，内容は，単なるお菓子ではなく，
牛乳・乳製品，いも類，ご飯類，果実類など，食事でとりきれないものを加え
るなどの配慮が必要である。**欠食**は，栄養素の摂取不足になりやすい。幼児期
では，栄養素の摂取が不足しないようにするためには，3食の摂取が重要であ
る。幼児期において，1日3回の食事と1～2回の間食は，時間を決めること
で生活リズムを整え，空腹と満腹の感覚を覚えることができ，健全な生活習慣
の基礎をなすものともいえる。

　幼児期の**偏食**により鉄が不足しがちになり，**鉄欠乏性貧血**が心配される。ま
た，エネルギーが高い食品を多く食べエネルギー摂取量が多い一方で，身体活
動が少なくエネルギー消費量が少ない場合は**肥満**となる。幼児肥満は成人期の
肥満につながりやすい。

2）学童期，思春期

　学童期の食事では，1日3回の食事や間食のリズムがもてるなど，望ましい
食習慣・生活習慣を形成し，確立できるよう配慮し，支援することが重要であ
る。この時期には，肥満ややせといった将来の健康に影響を及ぼす健康課題に
ついても重要であることから，食事・栄養バランスや自分に合った食事量がわ
かり，自分の食生活を振り返り，改善できる力を育むことも必要である。まさ
に日々の食事が望ましい食事の例となり，学習機会となるような配慮が大切で

ある。また，食事の準備や後片付け，調理等を通し，食生活や調理に興味や関心をもち，発達に応じて，食事や調理の基本的な知識や技術を学んでいけるような支援が望まれる。その際には，食事のマナー，季節や行事に合わせた食事など，食文化等についても習得できるような配慮および支援が求められる。

思春期には，心身面の成長に伴って精神的な不安や動揺が起こりやすい時期である。心の健やかな発育・発達および健康のためには，安心感や基本的信頼感のもとに，自らが「できる」ことを増やし，達成感や満足感を味わいながら，自分への自信を高めていくことが重要となる。食事の提供および食生活の支援に当たっても，このような観点からの配慮が必要となる。自分の身体の成長や体調の変化や，食事と健康，運動について知り，食生活や生活リズム等を自己管理できるように支援をしていくことも重要である。

さらに，習得した知識を応用して，自分らしい食生活の実現を図っていくため，自分に見合った食事量や食事・栄養バランスについて理解することや，食材の購入から，調理，後片付けまで食生活全般について実践できるようになることなど，食生活の自立に向けて支援していくことが大切である。

① **学校給食** 2008（平成20）年に学校給食法は改正され，**学校給食**の目標は食育の視点をふまえ7つに整理された（表7－5）。学校給食は，学校給食摂取基準と標準食品構成表に基づき，学校教育の一環として実施されている。

② **欠食** **欠食**の理由はさまざまではあるが，朝食を食べない子どもたち

表7－5　学校給食の目標（学校給食法第2条）

① 適切な栄養の摂取による健康の保持増進を図ること。
② 日常生活における食事について正しい理解を深め，健全な食生活を営むことができる判断力を培い，及び望ましい食習慣を養うこと。
③ 学校生活を豊かにし，明るい社交性及び協同の精神を養うこと。
④ 食生活が自然の恩恵の上に成り立つものであることについての理解を深め，生命及び自然を尊重する精神並びに環境の保全に寄与する態度を養うこと。
⑤ 食生活が食にかかわる人々の様々な活動に支えられていることについての理解を深め，勤労を重んずる態度を養うこと。
⑥ 我が国や各地域の優れた伝統的な食文化についての理解を深めること。
⑦ 食料の生産，流通及び消費について，正しい理解に導くこと。

が存在している。平成29年国民健康・栄養調査による朝食の欠食率は，7〜14歳では男性で3.7%，女性で6.9%，15〜19歳では男性で14.9%，女性で11.3%となっている（p.106参照）。欠食により，エネルギー不足はもとより各種栄養素の不足が生じる。欠食回数が多い子どもほど不定愁訴を訴える割合が高い。正しい生活リズムと食習慣の確立に努めることが大切である。

③ **孤食と個食**　家族が一緒にいてもひとりで食べる**孤食**や，家族と同じ食卓でともに食事をしても別なものを食べる**個食**では，料理の数が少なく栄養バランスが悪いことが多く健康面での問題が多い。孤食や個食による共食機会の減少は，食育機会の減少につながる。

④ **間食と夜食**　間食や夜食の内容は，本人の嗜好に任せられることが多く，食品選択および栄養素の偏りが生じやすい。また，摂取時間や摂取量によっては他の食事への影響が大きく健康面での問題も生じやすい。

⑤ **偏食**　自我の発達，やせ願望などの精神的要因に加えて，孤食や食体験の少なさや不快な体験なども**偏食**の原因となる。極端な偏食は，栄養素の摂取不足やアンバランスを引き起こし，成長阻害，月経不順，無月経，抵抗力の低下などの原因になる。

⑥ **栄養障害**　学童期の**肥満**は単純性肥満が多く，成人肥満に移行する割合が高い。成人肥満は生活習慣病のリスクファクターが高いことから学童期の肥満に対して注意が必要である。学童期の**貧血**は鉄欠乏性貧血が多い。この原因は，急速な発育に鉄の供給が追いつかない場合だけではなく，無理なダイエット，欠食，偏食などの偏った栄養バランスによることも多い。

3. 成 人 期

（1）生理的特徴

　成人期は，成長も終わり，身体的にも精神的にも最も成熟した充実期であり，20〜64歳までの期間とされる。人生における大きな節目である就職，結婚，出産などを迎える時期で，前半は新たな家庭を築き次の世代を育む働き盛りの

時期，後半は円熟の時期であるとともに加齢による**身体機能の低下**がみられ，老化の兆しが現れてくる。男性では30〜50歳代，女性でも40歳を過ぎるころになると，肥満，高血圧，高コレステロール血症，高血糖などの生活習慣病に関連する症状を有する人の割合が増えてくる。

（2）栄養ケア・マネジメント

　成人期前半は，身体的，精神的，社会的にも充実した時期であることから，健康に対する関心は薄く，**不規則な食生活**になりやすい。

1）欠　　　食

　3食の中では朝食を**欠食**する割合が最も高く，また，年代別にみると男女ともに20歳代での欠食率が最も高い（p.106参照）。

2）外　　　食

　近年，外食率（食料消費支出に対する外食の割合）はほぼ一定であるが，**食の外部化率**（外食率に惣菜・調理食品の支出割合を加えたもの）が高まっている（図7－5）。男女ともに20歳代の外食率は高い。**外食**の際の献立選択は，栄養価

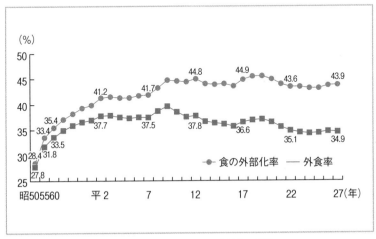

図7－5　外食率・食の外部化の推移

((財)食の安全・安心財団附属機関外食産業総合調査研究センターによる推計)

よりも価格や嗜好が優先されることが多く，そのため，炭水化物，脂肪，食塩などは過剰摂取になりやすい反面，野菜や果物などは摂取不足になりやすい。不足しがちな栄養素を補う工夫が必要である。

3）偏　　食

食事の選択が嗜好に偏り，摂取する栄養素のバランスが崩れた状態が長期にわたった結果，栄養障害が生じ生活習慣病を誘発することが多い。正しい食生活への改善が必要である。

4）摂 食 障 害

若い女性にみられるやせに対する願望が，極端に摂食量を減らすダイエットにつながり，過激なダイエットを繰り返すうちに摂食障害を発症する場合や，友人関係のトラブル，家族問題などのさまざまな精神的な要因が複雑に絡み合って発症する場合が多い。治療には，身体治療，心理治療，家族治療などがある。また，支援体制の調和が必要である。

5）肥満とメタボリックシンドローム

平成29年国民健康・栄養調査によれば，20歳以上の男女で，男性は30.7％，女性は21.9％が肥満者（BMI≧25）である（p.104参照）。

肥満には内臓脂肪型肥満と皮下脂肪型肥満があるが，内臓脂肪型肥満の場合には，2型糖尿病，脂質異常症，高血圧症，心臓疾患などの健康障害を引き起こす割合が高い。内臓脂肪型肥満の簡易的な指標として腹囲測定がある。

内臓脂肪型肥満に加えて，高血糖，高血圧，脂質異常のうちのいずれか2つ以上を併せもった状態をメタボリックシンドロームといい，動脈硬化を引き起こし心筋梗塞や脳卒中などを発症するリスクが高い（第4章・第8章参照）。

肥満の解消のためには，現在の食習慣や身体活動量の見直しが必要である。

6）インスリン抵抗性と糖尿病の一次予防

2型糖尿病は，インスリンの分泌低下やインスリン抵抗性に関する遺伝的要因に加えて，肥満，過食，運動不足，ストレス，喫煙などの習慣や加齢などの生活習慣的要因が関与している。したがって，対応可能な生活習慣の是正が必要である。

7) 脳血管疾患の一次予防

動脈硬化が脳血管疾患の危険因子であることから, 一次予防は動脈硬化の危険因子の回避, 二次予防は脂質異常症, 高血圧症, 糖尿病などの危険因子をコントロールすることである。

8) 虚血性心疾患の一次予防

虚血性心疾患の一次予防には, 生活習慣の改善や, 肥満, 脂質異常症, 高血圧症などの危険因子の回避と, 喫煙や精神的ストレスなどの回避が勧められている。

9) 更 年 期

日本人の平均的な閉経年齢は約50歳で, 閉経前後の5年間を**更年期**という。閉経に伴う卵巣機能の低下により女性ホルモンの分泌が低下し, 自律神経の失調による不定愁訴が生じる。更年期は加齢に伴う心身の変化であることを認識し, 食生活を含めた生活習慣を見直すよい機会としてとらえることが大切である。

加齢により**骨量**は減少するが, 女性の場合は閉経後に急激な減少がみられる(図7-6)。男性は, 女性に比べてもともとの骨量も多く, 加齢による減少も穏やかである。骨は上下の重量が加わると**骨密度**が高くなるため, 体重の重い人や運動をしている人の方が骨粗鬆症のリスクは低い。不適切なダイエットに

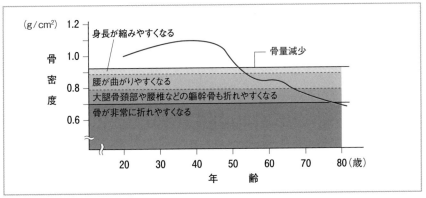

図7-6　加齢による骨量の減少とその影響 (女性の例) (小山崇夫　1993より)

よるやせ過ぎを防ぎ，若いうちから骨量を増やしておくことが重要である。

骨粗鬆症予防のためには，成長期に骨密度を高め，その後は最大骨量をできるだけ維持することが重要である。閉経後の骨量低下を穏やかにするためには，カルシウムの十分な摂取とカルシウムの吸収をよくするビタミンDを含む食品の摂取，骨代謝に必要なビタミンC・A・Kを含む食品の摂取，カルシウムの吸収を拮抗的に阻害するリンの過剰摂取を控えることが重要である。加えて，ビタミンD活性化のための日光浴や，骨量低下予防と高齢期の骨折予防のためにも適度の運動が必要である。

4. 高 齢 期

(1) 生理的特徴

加齢により身体構成成分の変化がみられる（図7-7）。加齢に伴い体内水分量は徐々に低下する。特に細胞内液の低下が著しく，細胞外液との差が少なくなる。筋肉，骨などの固形分は減少していくのに対して，脂肪細胞はやや増える傾向にあるため，一般的に体重に占める相対的な脂肪の割合が高くなる。また，細胞数の減少に伴い身体全体が萎縮し，生理機能の低下が生じてくる。さらに，運動器自体の疾患と加齢による運動器機能不全によるロコモティブシンドローム（運動器症候群）が生じやすい。

1）味覚・嗅覚の低下

加齢により舌の味蕾の数が減少し，閾値（味の違いがわかる最少量）も上昇するため，味覚が低下する。味の種類により味覚の変化の程度が異なるが，甘味や酸味に比べて塩味の識別能力が顕著に低下する。加えて，疾病や複数の薬剤投与による味覚の低下がみられる。また，嗅覚が低下する。このため，食物を食べる楽しみが低下し，食欲が高まりにくい。

2）咀嚼力の低下

加齢に伴い永久歯の喪失が起こり，80歳以上では咀嚼に係る臼歯部の喪失割合が高い。義歯を用いても咀嚼力が低下し，口腔内での食物認識の感度は低下

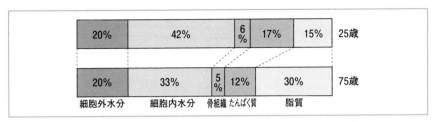

20%	42%	6%	17%	15%	25歳
20%	33%	5%	12%	30%	75歳
細胞外水分	細胞内水分	骨組織	たんぱく質	脂質	

図7－7　身体構成成分の加齢による変化（Goldman　1970）

し，温度感覚や味覚が劣り，消化・吸収にも影響を及ぼす。

3）咀嚼・嚥下障害

咀嚼力や嚥下筋の筋力低下，舌下神経麻痺，集中力や注意力の低下などにより，咀嚼・嚥下機能が低下すると，嚥下が障害される。嚥下障害により，食物が気管などの食道以外の場所に入ってしまう誤嚥が生じ，誤嚥性肺炎や窒息が起きる。

（2）栄養ケア・マネジメント

高齢者は個人間の格差が大きいことや，何らかの疾患を有していることが多いことを理解しておくことが重要である。

1）低栄養の予防と対応

食欲不振，咀嚼・嚥下困難などの要因によりたんぱく質・エネルギー低栄養状態（PEM），筋肉量の減少による筋力低下と身体機能の低下等の要因によりサルコペニア（筋肉減少症），さらに，それら低栄養とサルコペニアが中核を占めるフレイルを生じやすい。低栄養はQOLの低下につながるため，高齢期においては栄養障害に留意することが大切である。低栄養状態となる理由は，歯の喪失，義歯の不具合，嚥下障害，身体活動量の低下，味覚鈍化など，個々の高齢者により異なる。これらの低栄養状態となる個々の理由に，適切に対応することが必要である。

2）脱水と水分補給

食事摂取量の低下，摂食・嚥下機能の低下，口渇感の低下，さらには下痢，

発熱，嘔吐などによる水分喪失の影響により**脱水**になりやすい。脱水には，水分摂取の極端な低下などにより，水分そのものが不足する**水欠乏性**（高張性）**脱水**と，下痢などによるナトリウム（Na）の不足に起因する**Na欠乏性**（低張性）**脱水**の2つがある。高齢者の場合，2つの混合性の脱水が多くみられる。脱水により，食欲不振，虚脱，意識障害などの障害がみられ，時には死に至ることもあるので，原因を見極めたうえで，食事の摂取状況や咀嚼・嚥下機能を考慮し，食事量，食事形態，**水分補給**などのケアを検討することが重要である。

3）転倒・骨折の予防

転倒の内的要因としては，加齢，体力低下，疾患などによる歩行能力低下，視力・聴力障害，薬剤服用，下肢筋力低下などがある，外的要因としては，段差，車椅子やベッドの不備，つまずきやすい敷物やコードなどがある。高齢者の転倒は，**骨折**や頭部外傷を起こしやすく，そのため寝たきりになりやすいので，その予防が大切である。

骨折予防のためには，外的要因の改善に加えて，筋力保持やバランス能力向上に向けた持続的運動の実施，骨粗鬆症予防が重要である。

4）認知症への対応

脳血管性認知症では，その原因は脳血管障害であり，脳血管障害は，高血圧症，脂質異常症，糖尿病による動脈硬化が主原因である。また，栄養障害や薬の副作用も原因になると考えられている。認知症の予防のためにも，生活習慣や食習慣による生活習慣病の予防が重要である。

5）褥瘡への対応

褥瘡は，同じ姿勢が続き皮膚が圧迫され血流が悪くなり，皮膚の新陳代謝が阻害され壊死状態となったものである。褥瘡は床ずれともいい，栄養状態が低下するとなりやすい。そのため体位交換を多く行うとともに，栄養素の摂取を十分に行う。

6）便秘への対応

消化管運動が低下し，食事量が少なくなり食物繊維の摂取量が少ないと**便秘**になりやすい。無理のない範囲で食物繊維の摂取を多くする。

---

8 生活習慣病と栄養

★ 概要とねらい

　日本人の平均寿命は，男81.09歳，女87.26歳（2017年）と世界に冠たる長寿国となった。しかし，生活習慣病にかかっている患者数は，生活習慣の乱れや社会環境の変化に伴い，急速に増加している。生活習慣病はひとたび発症すると完治することはなく，放置するとさまざまな合併症を引き起こす。そして身体機能の著しい低下，寝たきり，認知症などにいたる場合がある。QOL（quality of life，生活の質）を低下させるだけでなく，医療費の増大と介護の大きな負担を社会に強いることになり，今後の急速な高齢化に伴いますます増大し，対応が急がれている。さらに，人口10万人当たりの死亡原因をみても，生活習慣病に含まれているがん，脳血管疾患，心疾患がその50％を占めている（厚生労働省人口動態統計 2018）。一次予防に加え，早期治療，合併症の予防が重要である。

　私たち一人ひとりが生きているなかで，元気で活動的に暮らすことができる寿命（健康寿命：男72.14歳，女74.79歳（2016年））をどうやって延ばすかが個人的にも社会的にも大きな課題である。生活習慣を改善すれば自分で予防し，進行を遅らせることができる。

　この章では，生活習慣病とはどのようなものであるかを概説し，予防と食事療法について学ぶ。

1．生 活 習 慣 病

　生活習慣病とは，「食習慣，運動習慣，休養，喫煙，飲酒などの生活習慣がその発症・進行に関与する症候群」と定義されている。表8－1に生活習慣とそれに起因する疾患を示した。生活習慣病は遺伝要因や外部環境要因といった要素に加え，個人の生活習慣が大きく発症に関与している（図8－1）。
　以前は，40歳前後から急に死亡率が高くなり（主に，加齢が原因と考えられていた），しかも全死因の占める割合が高い疾病（高血圧，肥満，循環器疾患，2型糖尿病など）を**成人病**と呼んでいた。しかし，生活習慣の積み重ねが発症や病状の進行に深く関与することが明らかとなったので，1996（平成8）年12月から「生活習慣病」という名称を厚生労働省が使い始めた。疾患の治療　（三次予防）

表8－1　生活習慣とそれに起因する疾患

生 活 習 慣	関 連 疾 患
食 習 慣	2型糖尿病（インスリン非依存型糖尿病） 肥満症 脂質異常症（家族性を除く） 高尿酸血症 高血圧症 循環器疾患（冠動脈疾患や脳卒中などで先天性のものは除く） 大腸がん（家族性のものを除く） 歯周病など
運 動 習 慣	2型糖尿病（インスリン非依存型糖尿病） 肥満症 脂質異常症（家族性のものを除く） 高血圧症など
喫 煙	肺扁平上皮がん 循環器病（冠動脈疾患や脳卒中などで先天性のものは除く） 慢性気管支炎 肺気腫 歯周病など
飲 酒	アルコール性肝疾患 高血圧症など

（平成9年度 厚生白書 より作成）

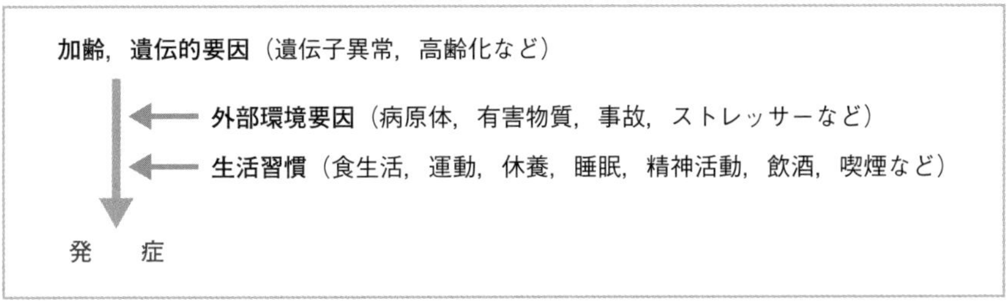

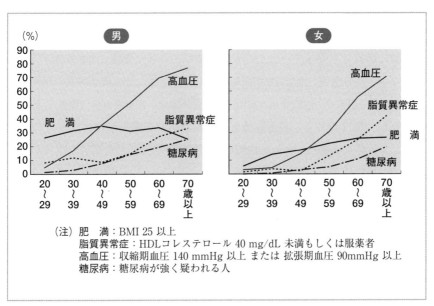

図8-1　病気をつくる要因

や早期発見 (二次予防) よりも子どものころから一生にわたって健康的な生活を心がけ，病気になることを予防(一次予防)することに重点を置くようになった。

　生活習慣病は痛みなどの自覚症状がないため，健康状態から境界状態に移行し，さらに病的状態へと少しずつ重症になっていく。図8-2に示すように男女とも中高年になると生活習慣病が蔓延した状態になっている。検診などによって生活習慣病の疑いのあるものを見つけ出し，早期に生活習慣を改め，治

（注）肥　満：BMI 25 以上
　　　脂質異常症：HDLコレステロール 40 mg/dL 未満もしくは服薬者
　　　高血圧：収縮期血圧 140 mmHg 以上 または 拡張期血圧 90mmHg 以上
　　　糖尿病：糖尿病が強く疑われる人

図8-2　性・年齢別生活習慣病の状況

（厚生労働省　平成29年国民健康・栄養調査結果）

療を開始することが重要であり，放置しないことが大切である。

（1）肥　　満

　肥満とは単に過体重（over weight）のことをいうのではなく，体を構成する成分のうち脂肪の占める比率（体脂肪率）が異常に増加した状態をいう。

　飲食物を過剰にとり過ぎたり，運動不足により生じた余分のエネルギーは白色脂肪細胞に脂肪滴の形で蓄えられる。肥満者の割合は，男性は25～69歳で3人に1人は肥満であり，女性でも60歳以上は同様な傾向がみられる（図8－3）。

　肥満は図8－4のように分類される。体脂肪の分布は，CTスキャン[*1]で測定する。原発性（単純性）肥満は，過食，遺伝，運動不足などが原因で，肥満の95％を占める。二次性肥満は，何らかの疾病や薬剤の副作用が原因である。内臓脂肪型肥満は内臓脂肪面積を用いるが，簡便法として腹囲を測定し，男性85cm，女性90cm以上を基準とする。肥満の判定は図8－5のような順序で行う。

　　＊1　**CTスキャン**：多数の角度から身体のX線撮影をしてスキャナーで検知，分析し，画像を編集してモニターでとらえ，写真にして検査する方法をいう。

　肥満には外見上太っていなくても，内臓のまわりに脂肪（**内臓脂肪**[*2]）がたまっている隠れ肥満（**内臓脂肪型肥満**）がある。肥満による健康障害（睡眠時無呼吸症候群，脳卒中，心筋梗塞，高血圧，脂質異常症，高尿酸血症（痛風），動脈硬化，脂肪肝，胆石症など）がある場合や内臓脂肪型肥満の場合は，とくに**肥満症**として**治療の必要性**がある。内臓脂肪型肥満により生活習慣病になりやすくなるが，健常者がその病気になる割合を1としたとき，内臓脂肪型肥満では糖尿病5倍，高血圧3.5倍，高尿酸血症（痛風）3倍，心臓病2倍になる。

　　＊2　**内臓脂肪**：腹腔内の腸間膜などに蓄積する体脂肪。過食，運動不足により生じるが，改善すれば速やかに減少する。

　内臓脂肪型肥満に加えて，高血糖，高血圧，脂質異常のうちいずれか2つ以上をあわせもった状態を，メタボリックシンドローム（内臓脂肪症候群）という。「血糖値がちょっと高め」「血圧がちょっと高め」といった，まだ病気とは診断されない予備群でも，併発することで，動脈硬化が急速に進行する。

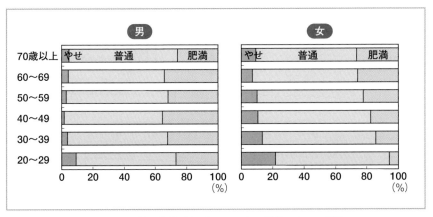

図 8 － 3　性・年齢階級別 BMI による肥満・やせの状況

（厚生労働省　平成29年国民健康・栄養調査結果）

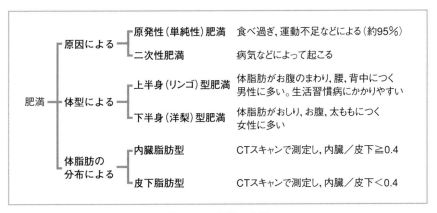

図 8 － 4　肥満の分類

　糖尿病，脂質異常症，高血圧などの生活習慣病の改善には，内臓脂肪型肥満
を解消することが重要である。

（2）脂質異常症

　脂質異常症とは，血液中の脂肪分（LDL コレステロール，トリグリセリドなど）
の濃度に異常がある状態をいう。脂肪分は生命活動に必要なものであるが，脂

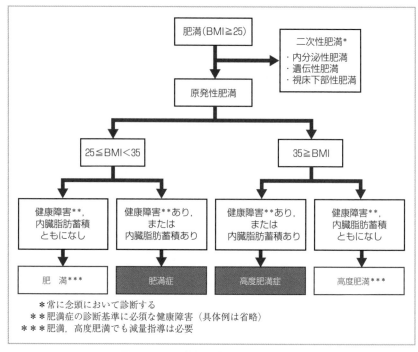

図 8 − 5　肥満症診断のフローチャート

（日本肥満学会　肥満症診療ガイドライン2016より作成）

質異常が動脈硬化の大きなリスクファクターとなる。この状態が長く続くと，血管内壁に脂肪が付着して動脈硬化や高血圧の原因となる。日本における脂質異常症患者は，220万人と推定されている（2017（平成29）年患者調査）。

　脂質異常症の診断は，空腹時に採血したときの血中コレステロール値とトリグリセリド値から判断する。これらの値によって，6つに区分されている。判定基準を表 8 − 2 に示した。

（3）高血圧症

　高血圧とは，血液が血管に高い圧力をかけた状態のことである。この状態が長く続くと，血管壁が厚くなったり，かたくなったりする。心疾患（心筋梗塞，

表8-2　脂質異常症診断基準

LDL コレステロール	140mg/dL 以上	高 LDL コレステロール血症
	120〜139mg/dL 以上	境界域高 LDL コレステロール血症**
HDL コレステロール	40mg/dL 未満	低 HDL コレステロール血症
トリグリセライド	150mg/dL 以上　（空腹時採血*） 175mg/dL　　　　（臨時採血*）	高トリグリセライド血症
Non-HDL コレステロール	170mg/dL 以上	高 non-HDL コレステロール血症
	150〜169mg/dL 以上	境界域高 non-HDL コレステロール血症**

　＊　基本的に10時間以上の絶食を「空腹時」とする。ただし水やお茶などカロリーのない水分の摂取は可とする。空腹時であることが確認できない場合を　「随時」とする。
＊＊　スクリーニングで境界域高 LDL-C 血症，境界域高 non-HDL-C 血症を示した場合は，高リスク病態がないか検討し，治療の必要性を考慮する。
（動脈硬化性疾患予防ガイドライン　2022年版）

狭心症，心臓肥大），脳卒中（脳出血，脳梗塞），高血圧性腎症などの合併症を引き起こす危険がある。

　原因不明の本態性高血圧症と，原因があって現れる症候性高血圧症があり，前者が9割を占める。日本における高血圧患者は，994万人と推定されている（2017（平成29）年患者調査）。判定基準を表8-3に示した。

（4）糖　尿　病

　糖尿病は血糖値（血液中のグルコースの濃度）が高くなり過ぎる病気で，遺伝，生活習慣，ストレスなどさまざまな要因が絡み合って起こる。日本において2017（平成29）年では糖尿病が強く疑われる人は1,000万人，予備群も含めると2,000万人に上ると推計された（平成29年国民健康・栄養調査）。また，糖尿病が強く疑われる人は1,000万人であるのに対し，医療機関にかかっている総患者数は329万人（2017（平成29）年患者調査）であり，管理・治療が不十分なのが現状である。

　糖尿病の判定は，空腹時血糖量が多く，定性的な診断で，糖尿病と判定されたとき，グルコース負荷試験を行う（75g OGTT）。これは，空腹時に75gのグルコースを経口により負荷し，時間の経過とともに血糖値の低下を調べるも

表8－3　高血圧の判定基準

判定	診察室血圧（mmHg）		家庭血圧（mmHg）	
	収縮期血圧　　　　　　拡張期血圧		収縮期血圧　　　　　　拡張期血圧	
正常血圧	＜120　　かつ　　＜80		＜115　　かつ　　＜75	
正常高値血圧	120〜129　　かつ　　＜80		115〜124　　かつ　　＜75	
高値血圧	130〜139　かつ/または　80〜89		125〜134　かつ/または　75〜84	
Ⅰ度高血圧	140〜159　かつ/または　90〜99		135〜144　かつ/または　85〜89	
Ⅱ度高血圧	160〜179　かつ/または　100〜109		145〜159　かつ/または　90〜99	
Ⅲ度高血圧	≧180　かつ/または　≧110		≧160　かつ/または　≧100	
（孤立性）収縮期高血圧	≧140　　かつ　　＜90		≧135　　かつ　　＜85	

（日本高血圧学会　高血圧治療ガイドライン　2019）

のである。空腹時血糖が110mg/dL 未満を正常型，126mg/dL 以上を糖尿病とし，その間を境界型としている。血糖値は採血したときの値を示すものであり，そのときの食事内容により簡単に変動する。そのため血液のヘモグロビン A1c[*3]を測定して1〜2か月前の状態でも判断している（表8－4）。糖尿病は1型（イ

表8－4　糖尿病の判定基準

静脈血糖値（mg/dL）	正常域	糖尿病域
空腹時値	＜110	≧126
75g OGTT 2時間値	＜140	≧200
75g OGTT の判定	両者を満たすものを正常型とする	いずれかを満たすものを糖尿病型とする
	正常型にも糖尿病型にも属さないものを境界型とする	

（注）　随時血糖値≧200mg/dL，HbA1c≧6.5%の場合も糖尿病型とみなす。

　＊　正常型であっても1時間値が180mg/dL 以上の場合は180mg/dL 未満のものに比べて糖尿病に悪化する危険が高いので，境界型に準じた取り扱い（経過観察など）が必要である。また，空腹時血糖値が100〜109mg/dL は正常域ではあるが，「正常高値」とする。この集団は糖尿病への移行や OGTT 時の耐糖能障害の程度からみて多様な集団であるため，OGTT を行うことが勧められる。

（日本糖尿病学会　糖尿病診療ガイドライン　2019）

表 8 - 5　糖尿病の分類

	1型糖尿病	2型糖尿病
発　症　の　要　因	膵臓 β 細胞が破壊されたため インスリンが欠乏	遺伝的要因と生活習慣によるインスリン分泌低下とインスリン感受性低下
発　　　　　症	急　　激	緩　　慢
インスリンの分泌状態	著しく低下または消失	比較的保たれる
特　　　　　徴	遺伝性は少ない 肥満はまれ 若年発症が多い	遺伝性は高い 肥満型に多い
罹　　患　　率	全体の約1％	全体の約99％

ンスリン依存型），2型（インスリン非依存型）に分けられる（表8 - 5）。1型糖尿病は，インスリンを分泌する膵臓 β 細胞の破壊により，インスリン[*4]の分泌が少なくなり，高血糖となる。2型糖尿病は，遺伝体質と，インスリンの分泌異常や作用を低下させる過食，肥満，運動不足が重なり発症する。とくに肥満と深くかかわっている。生活習慣病と呼ばれるものは2型糖尿病を指し，糖尿病全体の99％を占める。とくに日本人の場合，遺伝的に糖尿病になりやすい体質をもつといわれている。糖尿病の初期には自覚症状がみられず，症状が進行すると**多食，多飲，多尿，体重減少**がみられる。糖尿病の状態が長く続くと，神経障害や網膜症（失明に及ぶこともある），腎症，足壊疽などが現れる。

* 3　**ヘモグロビン A1c（HbA1c）**：血液中のヘモグロビンはグルコースと結合してグリコヘモグロビンになる。このグリコヘモグロビン HbA1c は赤血球の寿命が尽きるまで血液の中に残っている。このため HbA1c は 1 ～ 2 か月前の血糖値の平均とよく相関するので，血糖のコントロール状態を正確に知ることができる。2013年から NGSP（世界標準の数値）6.5％以上を糖尿病としている。それ以前は日本で使用されてきた値（JDS）6.1％以上を糖尿病としてきたので注意が必要である。

* 4　**インスリン**：膵臓の β 細胞から分泌されるホルモン。細胞がグルコースをエネルギーとして利用するときに必要である。また，エネルギーとして使わないグルコースをグリコーゲンとして蓄えるときに働く。

（5）動脈硬化

　動脈硬化とは，血管(動脈)の内壁に**コレステロール**などの脂肪(とくに，LDLが活性酸素などにより酸化されてできる酸化LDLコレステロール)がたまり，血管の内部が狭くなり血流が悪くなったり，血管壁がもろくなる状態をいう。脂肪の過剰摂取，運動不足により起こり，若年者にもみられる。日本人の死因の上位である心疾患（心筋梗塞など）や脳血管障害（脳卒中など）の原因になる。

（6）虚血性心疾患

　虚血性心疾患には，**狭心症**（心臓の血液を供給する冠動脈が狭くなり心筋が酸素不足になる），**心筋梗塞**（心臓の血管が詰まって心臓の筋肉が壊死する），**不整脈**がある。典型的な症状を表8－6に示した。

表8－6　虚血性心疾患の分類

特　　徴	狭　心　症	心　筋　梗　塞
症　　状	胸が押しつけられる，しめつけられる	強烈な胸の痛み
持 続 時 間	秒，分単位	数時間から数日
嘔　　吐	なし	ある
血　　圧	上がることが多い	下がる

（7）脳　卒　中

　脳の血液循環の異常で起こる病気の総称であり，脳梗塞，脳内出血，クモ膜下出血などがある。発生頻度は，脳梗塞が約76%，脳内出血が約19%，クモ膜下出血が約6%を占めている。脳梗塞は動脈硬化や高血圧で脳の血管が細くなったり，血栓により脳の血管が詰まることにより起こる。**脳出血**は主に高血圧が原因で，脳の血管が切れて出血する。**クモ膜下出血**は脳の動脈瘤が破裂し，脳の外側にあるクモ膜下（脳を覆っているクモ膜とその内側の軟膜との間）での出血により起こり，若年にもみられる。1980年までは死因別死亡率の１位であった。半身麻痺，感覚障害，失語症などの症状が現れる。血中コレステロールが少な過ぎると脳出血が起こりやすく，逆に多過ぎると脳梗塞の危険がある。

（8）骨粗鬆症

　骨粗鬆 症とは，骨から**カルシウム**が溶け出す骨吸収により骨量が減少し，骨折しやすくなる病気である。とくに女性では，閉経により骨吸収の抑制作用があるエストロゲンというホルモンの分泌が減少するため起こりやすい。成人の骨密度の平均値を基準とし骨密度が基準の70％未満の場合や，胸・腰椎のX線撮影で脆 弱 性骨折がある場合に骨粗鬆症と診断される。血中カルシウム濃度は，ホルモンの作用により一定濃度に維持されている。副甲状腺ホルモンは骨吸収を促進し血中カルシウム濃度をあげる作用がある。カルシトニンは骨吸収を抑制し低下させる作用がある。破骨細胞による骨吸収が，骨芽細胞による骨形成より優位に進めば骨密度は低下する。骨密度の測定には，エネルギーの低い２種類のX線を使うDEXA法（p.70参照）や，超音波法などがある。骨粗鬆症の患者は男性約200万人，女性約800万人と推定されている。高齢社会に伴い増加傾向にある。いわゆるダイエットによる過度な食事制限によっても起こる。適切な量のカルシウムと，吸収を促進するビタミンDの摂取が予防につながる。

（9）悪性新生物（悪性腫瘍）

　悪性新生物とは**がん**ならびに**肉腫**のことをいう。がんは，細胞がイニシエーター（**初発因子，発がん物質**：たばこ，放射線，排気ガス，紫外線，食品添加物など）によりDNAの突然変異が起き，そこにプロモーター（**促進因子**：たばこ，性ホルモン，薬剤など）が作用してがん化した細胞になり，無秩序に増殖していく病気である。とくに，肺がん（喫煙による），胃がん（食塩のとり過ぎによる），肝臓がん（飲酒などによる），大腸がん（脂肪の過剰摂取による）は生活習慣病に含まれる。2018（平成30）年度の部位別にみた死亡率を図8－6に示す。男性は肺がん，胃がんの順で，女性は大腸がん，肺がんの順である。

（10）高尿酸血症（痛風）

　高尿酸血症（痛風）とは，血液中に**尿酸**が多くなることによって，急性関節

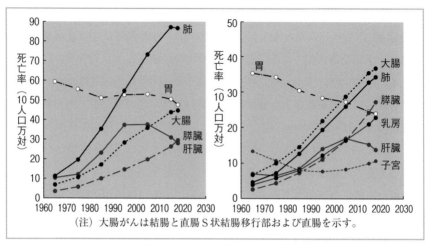

（注）大腸がんは結腸と直腸S状結腸移行部および直腸を示す。

図8－6　悪性新生物の主な部位別にみた死亡率（人口10万対）

（厚生労働省　平成30年人口動態統計）

炎や腎障害，尿路結石症を起こす病気である。魚介類や肉類を多く摂取すると，
プリン体*5を多くとることになり，その分解物である尿酸が増えやすくなる。
プリン体の分解が亢進し高尿酸血症になると尿酸の結晶化が起こり，足の親指，
甲，アキレス腱などに沈着し，急性関節炎の発作を引き起こし痛風のきっかけ
になる。体内の尿酸量は0.8～1.2gあり，体内で合成される尿酸量は700mg/
日で，このうち食事中のプリン体由来は1／3程度といわれている。日本痛風・
尿酸核酸学会では正常な血中の尿酸値は男女とも7mg/dL以下と定めている。
血液中の尿酸値が高い高尿酸血症患者は約1,000万人，結晶化した尿酸が関節
にたまり，激痛が発作的に起こる痛風患者は約106万人（2013年）と推定され
ている。男性のほうが体格や性ホルモンの関係から血中尿酸値が高いため，痛
風患者の90％以上が男性である。

　　＊5　プリン体：核酸を構成するプリンという塩基を構成成分とする化合物の総
　　　　　称。プリン塩基は分解され，難溶性の尿酸になる。

(11) 歯 周 病

　歯周病は，歯ぐき，歯根膜，歯槽骨などの歯周組織に炎症が起きる病気で，歯肉炎と歯周炎がある。歯が1本抜けると噛む力は約2/3に低下するといわれている。咀嚼は過食を防止し（肥満を防ぐ），胃腸の働きを助け，免疫力を高めるなどの効果がある。また，唾液には発がん性物質の抑制成分があるといわれる。歯痛により食欲が減少したり，偏食になったり，心身にも影響する。

(12) 喫煙，アルコール

　たばこの煙には，60種もの発がん物質が含まれているとされている。ニコチンには強い依存性があり，禁煙が困難な理由は，ニコチン依存症になるためである。喫煙と深くかかわる疾病は，がんや生活習慣病を始めとして多数あり，たばこに含まれるさまざまな有害物質がリスクファクター（危険因子）となる。また，喫煙は，喫煙者だけでなく受動喫煙させてしまう家族や隣人にも同様なリスクを及ぼす。

　アルコールは，強い薬理作用をもつ薬物である。アルコールの効用として，食欲増進，ストレスの解消などがあるとされるが，あくまでも適量摂取した場合である。摂取したアルコールは肝臓で解毒されるため，摂取量が多いと肝臓が障害される。また，消化管にかかわるがんで，発がんのリスクを高める。

2．リスクファクターと食事の影響

　生活習慣病が増加した背景には，現代の豊かな，利便な日常生活が大きく影響している。図8−7に示すように食生活の偏り，運動不足，ストレス過剰により発生した高血圧，高LDLコレステロール，糖尿病，肥満そして喫煙などが要因となり，虚血性心疾患，脳卒中，腎不全という重い合併症を起こし，障害が生じ，QOLが低下して，著しいときには死にいたることもある。表8−7にそれぞれの疾患のリスクファクター（危険因子）を示した。

　たとえば，高血圧を治療せずそのままにしておくと，心臓肥大や虚血性心疾

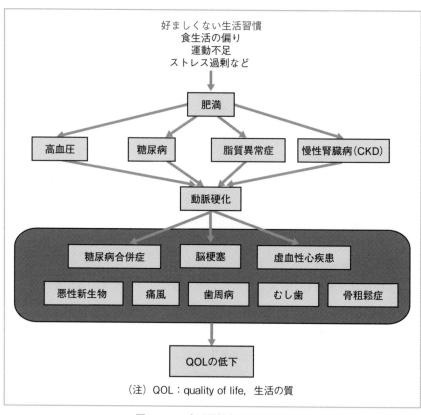

図8-7　生活習慣病の合併進行

表8-7　生活習慣病とリスクファクター

疾　病	リスクファクター
動 脈 硬 化	脂質異常症，高血圧，喫煙，肥満，加齢，糖尿病，遺伝
悪 性 新 生 物	喫煙，飲酒，食塩，脂肪摂取過剰
高　血　圧	肥満，食塩のとり過ぎ，飲酒，運動不足，ストレス
脂 質 異 常 症	摂取エネルギー過剰，飲酒，脂肪摂取過剰
虚血性心疾患	高血圧，肥満，高血糖，喫煙，ストレス
糖　尿　病	肥満，過食，脂肪摂取過剰，運動不足，家族歴
肥　満	過食，ストレス，運動不足，飲酒
脳　卒　中	高血圧，低コレステロール，糖尿病，脂質異常症

患が生じ，脳出血や腎障害を起こす。高 LDL コレステロール血症は心臓，脳，腎臓の動脈硬化を促進し，虚血性心疾患，脳梗塞を生じる。喫煙は虚血性心疾患，糖尿病は動脈硬化を促進する。また，肥満は高コレステロール，高血圧，糖尿病を引き起こし，「万病のもと」といわれる。すなわち，リスクファクターの数が増えると相対的なリスクは上昇する。とくに内臓脂肪型肥満と高血糖，高血圧，脂質異常症，慢性腎臓病（CKD）が集積するケースをメタボリックシンドロームという。

3．生活習慣病と食事

生活習慣病と食事との関連を表8－8にまとめた。エネルギーの過剰摂取，脂肪（とくに飽和脂肪酸）の過剰摂取，野菜・果物・海藻の摂取不足，酒の飲み過ぎなど共通するものが多い。つまり，これらを改善すれば，予防が期待できることになる。このような予防を一次予防という。また，病気の早期発見のための健康診断，特定健康診査やがん検診を受ける二次予防も重要である。

表8－8　生活習慣病と食事（○関係する　◎おおいに関係する）

生活習慣病	エネルギー摂取過剰	脂肪（とくに飽和脂肪酸）摂取過剰	野菜・果物・海藻の摂取不足	飲　酒	食塩摂取量
肥　　　　満	○		○	○	
高　　血　　圧			○	○	◎
脂　質　異　常　症	○	○	○		
糖　　尿　　病	○	○	○	○	○
動　脈　硬　化	○	○	○	○	
が　　　　ん		○	○		○
高尿酸血症（痛風）				○	

（1）糖尿病と食事

厚生労働省は，糖尿病予防として肥満防止をあげており，そのためには食事

と運動のバランスをとることとしている。**糖尿病**は放置するとさまざまな合併症を併発する病気である。しかし，重い状態にならないように食後の血糖値をコントロールすることによって，健康人と変わりない生活をすることができる。糖尿病の治療においても，**食事療法**と**運動療法**が有効である。適切な運動をすると，筋肉中の糖質代謝が促進され，血液中のグルコースが筋肉に取り込まれて血糖値が下がる。また，運動することでインスリンの働きがよくなる。

　糖尿病の食事の基本は，①エネルギーを制限する，②各栄養素の必要量を確保し，バランスよく食べる，③規則正しく食べるである。この基本は，後述する他の生活習慣病の食事にも適用できる。特別な食事ではなく，健康の維持・増進のための食事である。なお，糖尿病といえども，血糖値を確保するために，極端な糖質制限はしない。

　① **自分の適正体重とエネルギー必要量**　適正体重は，BMIを22として算出する。例えば身長170cmのAさんの場合は1.7（m）×1.7（m）×22＝63.6（kg）で，Aさんの適正体重は63.6kgとなる。

　エネルギー必要量は，Aさんが55歳の男性で身体活動レベルが「低い（Ⅰ）」とすれば，基礎代謝基準値は21.8（kcal/kg/日），身体活動レベルの係数は1.5である。「1日のエネルギー必要量＝標準体重×基礎代謝基準値×身体活動レベル」の式に当てはめ，Aさんの1日のエネルギー必要量は，63.6（kg）×21.8（kcal/kg/日）×1.5＝2,080kcal/日となる。

　このエネルギー量が，食品でどれくらいの量に相当するか，食品成分表やカロリーガイドブックなどを参考にして覚えるとよい。また，適切なエネルギー量を摂取しているならば，体重は，標準体重にゆっくりと近づく。また，標準体重であるなら，その体重は維持される。そのためには，「考えて食べる」癖をつけ，体重変化を記録することが勧められる。

　② **食事**　糖尿病患者では，血糖値のコントロールのために，医師，管理栄養士の食事指導に従う。糖尿病の予防には，バランスよい食事を適量食べることが重要である。主食は1日3回適量を食べる。野菜は350g/日を摂取するため，毎食，生野菜なら両手1杯分程度，加熱したもので片手1杯分程度を目

安とする。野菜に含まれる食物繊維は食後の血糖値の上昇を抑える。主菜や副菜は，いろいろな食品を組み合わせることでバランスのよい食事になる。食べすぎに注意し，腹七〜八分目とする。揚げ物など，油を多く使用するカロリー密度が高くなる料理は控え，煮物，焼き物，蒸し物料理が勧められる。マヨネーズ，ドレッシング，しょうゆの使用を控え，ポン酢，レモン，香辛料を利用するか，調味料をかけずに小皿にとってつけるようにする。食べる時間や順序にも気をつける。

　コンビニエンスストアやレストランの料理はエネルギー，食塩量が多いので量を少なくし，野菜不足になりがちなので野菜を多くとるように心がける。栄養の偏りを防ぐため，毎日同じ料理は食べない。菓子を食べたいとかアルコールを飲みたいために主食を食べないのは栄養が偏るので絶対に避ける。

　アルコールは多飲しない。飲む場合の1日の適量の目安は，アルコール換算で30mL（ビール大ビン1本，日本酒1合，ワイングラス2杯，ウイスキーダブル1杯のいずれか，エネルギーとして約150kcal）である。毎日飲まず，休肝日を設ける。

（2）高血圧症と食事

　食塩は高血圧を進行させる。しかし，食塩摂取と血圧上昇との関連（食塩感受性）は個人差が大きい。しかし，食塩の摂取により，胃がんの発症や，カリウム排泄の促進などのリスクがあるため，個人による食塩感受性の違いにかかわらず，食塩摂取量を減らすことが全員に勧められている。

　食塩の多い食品には，麺類（汁込で約5g），握りずし（中10貫で4〜5g），塩蔵品（塩サケ1切れ80gで約1.3g），水産練り製品（さつま揚げ一枚0.7g），肉の加工品（ロースハム薄切り1枚15gで0.4g），漬け物（梅干し1個（10g）で2g）などがある。食塩摂取量を減らす方法として，薄味になれる，だしや食材のうま味を利用する，減塩調味料を利用する，酸味や香辛料を利用するなどがある。

　高血圧を防ぐにはカリウムを摂取するとよい。カリウムは腎臓からナトリウム排泄を促し，血圧を下げる。カリウムを多く含む食品は，海藻類，豆類，いも類，野菜類，果実類などである。

（3）脂質異常症と食事

　厚生労働省では，脂質異常症を防ぐ食事として，①偏らず，栄養バランスの
よい食事を摂取する，②摂取総エネルギーを抑えて，適切な体重を保つ，③不
飽和脂肪酸を多く含む植物性脂肪や，魚の油を積極的に摂取する，④ビタミン
やミネラルそれに食物繊維を十分に摂取することをあげている。また，高コレ
ステロール血症の場合は，上記に加えて，⑤コレステロールを多く含む食品の
摂取を控える。高トリグリセリド血症の場合は，⑥砂糖や果物などの糖質とア
ルコール摂取を控えることとしている。

（4）がんと食事

　がんを予防するための新12カ条（国立がん研究センターがん予防・検診研究セ
ンター，2013年）によると，①お酒はほどほどに，②バランスのとれた食生活
を，③塩辛い食品は控えめに，④野菜や果物は豊富に，とることとしている。
また，アメリカ国立がん研究センターでは，天然の植物中に存在する，がん抑
制作用のある成分を主に，がん予防効果のある食品，約40種類をピックアップ
して，デザイナーフーズピラミッドを作成している。

（5）その他の生活習慣病および食生活と関連した病気と食事

　生活習慣病の予防のための食事は，必要な量のエネルギーと各種の栄養素量
を摂取することである。このような食事は，前述の糖尿病などの予防のための
食事に準じればよい。

1）肥満（症）

　多くの生活習慣病の引き金になる（図8-7）。肥満予防は，BMI値が適正
ならば，その値を保つように摂取エネルギーと消費エネルギーのバランスをと
る。BMI値が高ければ，摂取エネルギーより消費エネルギーを多くする。た
だし，各種の栄養素が不足しないよう留意する。また，摂取エネルギー抑制は，
腹八分目で，消費エネルギーの増加は運動や活動的な生活により対応する。

2）高尿酸血症（痛風）

核酸を構成しているプリン塩基の分解物である尿酸の増加により起こる。尿酸値の高い人は肥満者であることが多いので，肥満を解消することが重要である。食物から摂取されるプリン体は，全体の30％程度であるので，高尿酸血症でなければプリン体の摂取に過度に気を使うことはない。しかし，高尿酸血症の場合は，プリン体を多く含む食品の摂取は控える。また，アルコールも控える。

3）骨粗鬆症

カルシウムの多い食品，レバー，青魚などビタミンDを多く含む食品をとることが求められる。また，加工食品にはリンが多く含まれ，カルシウムの吸収を悪くするので，あまり食べすぎないようにする。

4）アルコール依存症

飲酒によるエタノールの習慣的な過度の摂取によって，自らの意思で飲酒行動をコントロールできなくなり，強迫的に飲酒行為を繰り返す精神疾患である。エタノールには強い薬理作用と依存性があり，予防は日頃から節度をもったアルコール摂取の習慣を守ることである。依存症の場合は，精神科的な対応と，禁酒（断酒）が必要となる。

5）神経性食欲不振症，過食症

主に10〜20歳代の女性において，特有の心理的ストレスに対処できないことを契機に，やせ願望や肥満恐怖に基づく拒食，摂食後の排出行動のためにやせ（標準体重の−20％以上）をきたす。無月経，徐脈，便秘，低体温，浮腫がみられる。また，過食症は，激しく飲食した後に，嘔吐，下剤・利尿剤・薬物・過度の運動・絶食による代償行為を行い，神経性食欲不振症と共通した部分が多い。いずれも精神科的な対応が必要となる。

6）慢性腎臓病（CKD）

慢性腎臓病（CKD）は，尿検査で尿たんぱくなど腎障害の存在を示す所見，あるいは糸球体濾過量（GFR）60mL/分/1.73m^{2}未満のどちらか，または両方が3か月以上持続する状態をいう。自覚症状がなく，心筋梗塞や脳卒中などの

リスクが高くなる。メタボリックシンドロームの諸症状は，慢性腎臓病の発症と進行の危険因子となる。食生活を改善し，適度な運動を行う。

7）ケトアシドーシス，アルカローシス

ケトアシドーシスは，体液が酸性に傾く症状である。絶食や過度な減食のため，糖質が不足し，主に脂肪からのエネルギー産生が進む。脂肪酸のエネルギー代謝産物としてケトン体が多く産生されケトアシドーシスとなり，心不全や不整脈を起こす。対応は，適切な糖質を摂取する。また，下痢によっても炭酸水素イオンが失われアシドーシスになりやすい。

アルカローシスでは，体液がアルカリ性に傾く。アルカローシスは，嘔吐による胃酸の喪失や利尿薬投与による尿中への酸の喪失によって生じる。頭痛，意識障害を生じる。

8）代謝酵素の異常（欠損）による疾病

代謝を進める各種の酵素は，DNA の遺伝情報に基づいて酵素たんぱく質が合成されている。たんぱく質合成過程に異常があると，本来の機能をもった正常な酵素たんぱく質が合成できない場合がある。糖原病は，グリコーゲンを分解する酵素の異常により，組織のグリコーゲンの蓄積異常で生じる。血糖値を維持しつつ，グリコーゲン合成を抑制するために，消化・吸収が遅い加熱しないコーンスターチなどを多数回摂取させる。ガラクトース血症は，ガラクトースを分解する酵素の欠損により血中のガラクトース濃度が上昇する。生後数日からの哺乳不良，嘔吐，下痢，黄疸などがみられる。また，フェニルケトン尿症はフェニルアラニンをチロシンに変換する酵素の欠損により，組織・血中のフェニルアラニンが増加し，痙攣，発達遅延，知能障害がみられる。いずれもスクリーニング検査で早期発見し，治療のために調整されたミルクを母乳の代わりに与える。

9 免 疫 と 栄 養

★ 概要とねらい

　私たちを取り巻く環境には，無数の微生物が存在している。そのなかのあるものは，空気や飲食物などを通して，人の体のなかに侵入してくる。人の体に侵入してきた微生物は増殖して，健康に大きな影響を与えることがある。時には死にいたる場合がある。このような微生物などに対する防御機能として免疫反応がある。免疫には，自分自身（自己）と自分以外の生物（非自己）を見分け，生体内に侵入してきた非自己である病原体などの異物を排除する作用がある。この結果，私たちの健康が維持される。

　このような生体防御機構である免疫が，スムーズに働くためには，免疫にかかわる各種の細胞の分裂や分化がスムーズに進むことや，免疫に関する抗体たんぱく質（免疫グロブリンなど）の合成がスムーズに進むことが必要である。したがって，これらに直接関係するたんぱく質などの栄養素の摂取が十分であることとともに，栄養全般の状態がよいことが必要である。

　免疫反応は，健康を維持するために非常に重要な役割を果たしているが，時として，アレルギーなど人に対してマイナスに作用する場合がある。ある特定の食物を食べることが原因で生じるアレルギーを食物アレルギーという。

　本章では，免疫の基本的な仕組みを学ぶとともに，免疫の機能が，よい栄養状態により支えられていることを理解する。また現在，問題となっている食物アレルギーに関する理解も深める。

1. 免疫とは

　私たちを取り巻く環境には多くの微生物が存在している。これらの微生物のなかには，体内に侵入することにより，私たちの体内の代謝に影響を及ぼし，病気を引き起こす病原体も多い。しかし，私たちはこのような環境のなかで生活をしていても簡単に病気になることはない。これは，私たちの体内に，微生物の感染を防ぐ防御機構が存在するからである。

（1）自然免疫系

　外界と接触している皮膚や粘膜などは，緻密な上皮組織からできていて，物理的に病原体の侵入を防ぐのに役だっている。また，唾液や粘膜の分泌液中に含まれるリゾチームなどには，溶菌作用がある。さらに，白血球の一種の好中球やマクロファージは侵入してきた病原菌などを貪食して破壊する。なお，これらの免疫系は，生まれたときから備わっており，病原菌をはじめとするさまざまな異物に対して非特異的な免疫作用をする。

　このような免疫系を，**自然免疫**という。

（2）獲得免疫系

　多くの場合，上記の自然免疫系により侵入してきた細菌などの侵入を防ぐことができる。しかし，侵入してきた病原菌などを防ぎきれないときは，抗体の産生が始まり，病原菌（抗原）に対して，抗原抗体反応を起こして病原菌を消滅させる免疫系が働く。B細胞が産生する抗体は，体液に溶解していることから，このような免疫を**体液性免疫**という。一方，侵入してきたウイルスなどに感染した細胞を特異的に攻撃するキラーT細胞による免疫を**細胞性免疫**という。このような抗原となるものが侵入した後に，獲得される免疫を**獲得免疫（適応免疫）**という。獲得免疫は，自然免疫と異なり，侵入してきた各種の病原菌等に対してそれぞれ固有の対応をする**抗原特異性**をもつ。

表 9 - 1　免疫の分類

自然免疫	異物（非自己）に広く対応する非特異的な免疫。	
	体内への侵入防御	皮膚：バリアーとして細菌の侵入や，表面での増殖を防ぐ。 粘膜：リゾチームやディフェンシンという酵素が存在し，細菌の細胞壁や細胞膜を分解する。
	侵入後の防御	貪食作用：好中球やマクロファージ等による細菌に対する食作用 補体：細菌の細胞壁の分解や貪食作用を誘導するたんぱく質
獲得免疫	抗原提示細胞（マクロファージや樹状細胞）は，貪食した抗原を基にヘルパーT細胞に抗原提示を行う。獲得免疫は，抗原提示を受けたヘルパーT細胞による，侵入した異物（非自己）の違いに対応した特異的な免疫。	
	体液性免疫	ヘルパーT細胞により刺激を受けて分化増殖したB細胞により産生された抗体（免役グロブリン：Ig）が関与する（抗原抗体反応）。
	細胞性免疫	ヘルパーT細胞により活性化されたキラーT細胞やマクロファージが病原菌などに汚染された細胞を攻撃する。

2．栄養と免疫

　免疫の機構は，免疫に関係する細胞の分化・増殖，抗体たんぱく質の産生に依存している。したがって，免疫機構がきちんと働くためには，細胞分裂やたんぱく質の産生が問題なく進むことが必要である。このためには，すべての栄養素が不足することなく摂取されていることが必要であり，栄養不良の状態では，十分な免疫機能は発揮できない。

　多くの栄養素のなかで，とくに免疫に関連が深い栄養素を次に紹介する。

（1）低栄養と免疫能

　栄養素全般の摂取が不十分な低栄養の状態では下痢が起こりやすい。下痢になると栄養素を消化・分解する能力が低下するため，さらに低栄養となる。また，下痢になると，糖，ミネラル，ビタミン，たんぱく質などの小腸の透過性が増加するために失われ，栄養不足が加速されてしまう。

また，栄養不足の人は自然免疫の主役である上皮細胞などの組織が損なわれることにより，病原菌などの侵入を受けやすくなる。

さらに，病原菌などが侵入してきた場合に，免疫に関係するT細胞やB細胞は急速に分化・増殖しなければならない。この細胞増殖を可能にするためには，ある程度の栄養素が体内にプールされていなければならない。栄養素が十分に摂取されていない低栄養状態では栄養素のプールが不足し，細胞分裂が速やかに進行できず，免疫反応が遅れてしまう。

栄養素には多くの種類があり，これらの栄養素はどれも，私たちが健康に生活するために必要である。免疫が正常に機能するためには，良好な栄養状態を保つことが必要であり，良好な栄養状態を保つためには，すべての栄養素が必要であることはいうまでもない。

（2）たんぱく質およびエネルギー源と免疫能

免疫機能が正常に発揮されるためにすべての栄養素が関与することは上述のとおりであるが，とりわけたんぱく質は重要な栄養素である。抗体たんぱく質の産生や，免疫細胞の分化・増殖において，たんぱく質が重要なかかわりをもつ。したがって，たんぱく質の摂取が不十分な場合は，免疫機能が低下する。

また，たんぱく質代謝をはじめとする多くの代謝には，エネルギーが必要である。エネルギーが不足する場合は，摂取たんぱく質の多くはエネルギーとして消費されてしまう。したがって，たんぱく質の栄養状態を良好に保つためにもエネルギーを確保することが必要である。飢餓の状態では，不足するたんぱく質が，抗体などの産生に利用されず，エネルギーとして消費されることにより，栄養状態とともに免疫機能の低下が深刻な問題となる。

（3）ビタミン，ミネラルなどと免疫能

前述のように，免疫系が正常に機能するためには，たんぱく質をはじめとするすべての栄養素が必要であるが，ビタミンやミネラルのなかで，とくに免疫機能に重要な栄養素を表9－2に示す。

表9－2　ミネラルおよびビタミンなどと免疫機能

栄養素などの種類	免疫機能に及ぼす影響
亜　　　鉛	欠乏により，免疫細胞の自己分解，酵素の活性低下，リンパ球の働き低下
セ　レ　ン	不足すると，マクロファージ，好中球の作用減少
ビ タ ミ ン A	欠乏により，自然免疫の粘膜上皮の機能を損なう
ビ タ ミ ン E	細胞膜多価不飽和脂肪酸の酸化抑制効果
ビ タ ミ ン C	抗酸化作用を果たしたビタミンEをビタミンCが還元
ビ タ ミ ン B_6	抗体をはじめ免疫に関係するたんぱく質合成に関与，欠乏は，アミノ酸代謝，たんぱく質合成に影響を及ぼし，免疫能低下
多価不飽和脂肪酸	細胞壁の多価不飽和脂肪酸のなかの，n－3系脂肪酸をとることにより，ある種の免疫機能が高まる

3．食物アレルギー

　免疫反応はその反応が過剰になると，アレルギーを引き起こす場合がある。アレルギーを起こす原因物質をアレルゲンというが，健康を維持・増進させる食物中にこのアレルゲンが存在することがある。

（1）食物中のたんぱく質の抗原性

　アレルギーを起こす原因物質，すなわち抗原性を有するものにはたんぱく質が多いが，これに対して，私たちの身体のなかでは，**消化による分解，腸管免疫，免疫寛容**などによって，その**食物アレルギー**が起こるのを防いでいる。

　食物に含まれるたんぱく質は，そのままでは抗原として働く。経口的に摂取した食物中のたんぱく質は，消化管内でたんぱく質分解酵素により消化され分解される。食物中のたんぱく質の大部分は，アミノ酸が数個結合した低分子のペプチドや，一つひとつのアミノ酸まで分解され，吸収される。このように低分子の状態にまで分解されるものは抗原性がなくなる。

　しかし，消化されずに残り，抗原性を維持しているたんぱく質やペプチドには，腸管免疫系が働いて処理される。腸管の粘膜組織には，多くの免疫系の細

胞が存在する。とくに，パイエル板は免疫細胞の集団である。これらの細胞から分泌される免疫グロブリン A（IgA）は，病原菌などの侵入を防いでいる。

　また，消化管では，疾病に結びつかない常在細菌や，多量の食物中のたんぱく質が長時間存在するので，腸管免疫系には全身における抗原抗体反応を抑制するシステムが存在する。このような経口的に侵入してきた抗原性物質に対して，免疫抗体（IgE や IgG）の産生が抑制され，本来働いてもよいはずの免疫システムが働かないことを**経口免疫寛容**という。

（2）食物アレルギーの成り立ち

　普通は，消化，腸管免疫，経口免疫寛容により，食物中のたんぱく質によるアレルギーは生じない。しかし，これらの機能が低下したり，消化管の炎症などにより，抗原性のあるたんぱく質やペプチドが多量に腸管から取り込まれる。その結果，免疫抗体（IgE や IgG）の産生が抑制されず免疫寛容が破綻し，免疫系が働き始めるため，食物アレルギーとなる。

　新生児は，消化管の機能が未熟であり，消化能力が低く，腸管免疫系も未発達であるが，胎児期には胎盤を経由して，生まれてからは母乳を通して，免疫グロブリンが供給されることにより，免疫系が補強されている。しかし，新生児や乳児においては，食物アレルギーを引き起こすような高分子物質が比較的容易に取り込まれるために，食物アレルギーになりやすい。食物アレルギーの増加の一因として，離乳開始が早くなってきていることが関係していると推測されている。まだ消化の能力が整わない早期のうちに，アレルゲンとなりやすいたんぱく質を多く含む食物を食べることで，アレルゲンが体内に侵入してしまい，経口免疫寛容とならず，免疫抗体（IgE や IgG）の産生によりアレルギー反応が生じてしまうと考えられている（図9−1，2）。

（3）アレルゲンとなる食物とその表示

　アレルギーを引き起こす物質をアレルゲンという。食物中のたんぱく質はすべてアレルゲンとなり得る。なかでも，鶏卵，乳，肉類，穀類はアレルゲンと

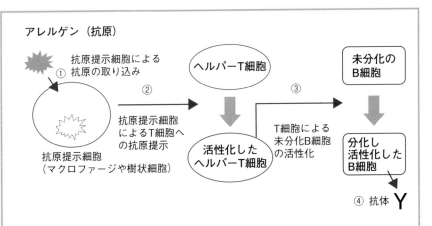

アレルゲン（抗原）の侵入と，この抗原に特異的な抗体（IgE）の産生
（自然免疫：非特異的な免疫）
① 腸管から侵入したアレルゲン（抗原）をマクロファージや樹状細胞が細胞内に取り込む。
（体液性の獲得免疫：特異的な免疫）
② これらの細胞は，抗原提示細胞として，ヘルパーT細胞に抗原の特徴を提示する。
③ 抗原提示を受けたT細胞は活性化して，未分化のB細胞を刺激する。
④ 刺激されたB細胞は，分化・増殖し，抗原に特異的な抗体（IgE）を産生する。

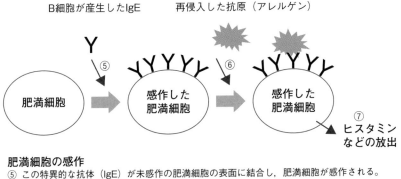

肥満細胞の感作
⑤ この特異的な抗体（IgE）が未感作の肥満細胞の表面に結合し，肥満細胞が感作される。
再侵入したアレルゲン（抗原）によるアレルギーの発症
⑥ 再侵入したアレルゲン（抗原）は，肥満細胞表面のIgEとの間で架橋結合を形成する。
⑦ これが刺激となり肥満細胞内の顆粒中に存在しているヒスタミンなどが放出され，
　アレルギーが発症する。

図9－1　食物アレルギーの発症の仕組み　免疫反応

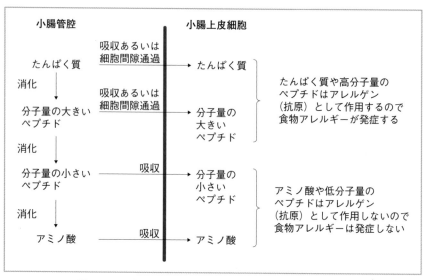

図9－2　食物アレルギーの発症の仕組み（腸管での吸収）

なりやすい。人によってアレルギーを起こしやすい食品が異なるし，年齢によっても原因となる食物が異なる。アレルギーにより引き起こされる症状を防ぐには，アレルゲンとなる食物を摂取しないことが重要である。そこで，とくに強い食物アレルギーを引き起こすものを原料に用いた加工食品などには，その表示が義務づけられている（表9－3）。

表9－3　アレルギー物質を含む加工食品の表示

規　定	表示の種類	特定原材料の名称
省　令	義務表示	卵，乳，小麦，そば，落花生（ピーナッツ），えび，かに，くるみ*
通　知	推奨表示	アーモンド，あわび，いか，いくら，オレンジ，カシューナッツ，キウイフルーツ，牛肉，ゴマ，さけ，さば，大豆，鶏肉，バナナ，豚肉，まつたけ，もも，やまいも，りんご，ゼラチン

＊　くるみは2023年より特定原材料に指定された。

主要参考文献

- 細谷憲政　人間栄養とレギュラトリーサイエンス　第一出版　2010
- 渡邉早苗・寺本房子・丸山千寿子・藤尾ミツ子　保健・医療・福祉のための栄養学（第3版）医歯薬出版　2012
- 厚生科学審議会地域保健健康増進栄養部会次期国民健康づくり運動プラン策定専門委員会　健康日本21（第二次）の推進に関する参考資料　2012
- 日本栄養改善学会監修　木戸康博・真鍋祐之編　応用栄養学—ライフステージ別・環境別—　医歯薬出版　2012
- 竹中優・土江節子編　応用栄養学栄養マネジメント演習・実習　医歯薬出版　2011
- 文部科学省　在外教育施設安全対策資料【心のケア編】　2003
- 林　淳三・高橋徹三　Nブックス　三訂栄養学総論　建帛社　2015
- 林　淳三編著　Nブックス　三訂基礎栄養学　建帛社　2015
- 江澤郁子・津田博子編著　Nブックス　四訂応用栄養学〔第2版〕　建帛社　2016
- 松崎政三・福井富穂・田中　明編著　三訂臨床栄養管理ポケット辞典　2017
- 厚生労働省　「日本人の食事摂取基準（2020年版）策定検討会」報告書　2019
- 厚生労働省　国民健康・栄養調査報告　各年
- 厚生労働省　授乳・離乳の支援ガイド　2019
- 厚生労働省　平成29年患者調査の概況　2019
- 大阪大学医学部附属病院編　新やさしい糖尿病の自己管理　医薬ジャーナル社　2013
- 山田祐一郎専門編集　糖尿病患者の食事と運動：考え方と進め方　中山書店　2014
- 春日雅人編　糖尿病学イラストレイテッド：発症機序・病態と治療薬の作用機序　羊土社　2012
- 日本糖尿病学会編　患者さんとその家族のための糖尿病治療の手びき　改訂第57版　南江堂　2017
- 厚生労働省ホームページ　生活習慣病を知ろう！
- 厚生労働省ホームページ　メタボリックシンドロームを予防しよう！
- 日本糖尿病学会編著　糖尿病治療ガイド2022－2023　文光堂　2022

資　料　編

必須ミネラルの生理作用

元素名（元素記号）	主な生理作用	欠乏症	含有食品
カルシウム（Ca）	骨代謝，血液凝固因子，神経伝達物質の刺激	低カルシウム血症，骨粗鬆症	小魚類，脱脂粉乳，牛乳，チーズ
鉄（Fe）	ヘモグロビンやシトクロムの活性中心	鉄欠乏性貧血，低色素性貧血，潜在性貧血	卵，肝臓，糖みつ，煮干し，きな粉
リン（P）	骨代謝，生体機能の調節	――――	粉乳，卵黄，鳥獣肉類，魚類，はいが
マグネシウム（Mg）	骨代謝，酵素の活性因子，中枢神経抑制，骨格筋弛緩	心機能障害	魚類，鳥獣肉類，ほうれんそう，バナナ
ナトリウム（Na）	酸塩基平衡，能動輸送	アジソン病	食塩，みそ，しょうゆ，ハム
塩素（Cl）	酸塩基平衡，浸透圧の調節	低クロール血症	食塩
カリウム（K）	酸塩基平衡，浸透圧の調節，水分保持	低カリウム血症，心筋に影響，高血圧症	動植物組織に含まれる（柿・すいかなどに多い）
銅（Cu）	ヘモグロビン合成，シトクロムオキシダーゼの活性化因子	貧血，毛髪異常，骨異常，動脈異常，脳障害	肝臓(牛)，すじこ，ココア，こしょう
ヨウ素（I）	細胞酸化過程，発育促進	甲状腺腫，甲状腺機能低下症，クレチン病	海藻類，海産類
マンガン（Mn）	酸化物リン酸化，脂肪酸代謝，たんぱく質・ムコ多糖・コレステロール合成，多くの酵素活性化	成長遅延，骨異常，生殖機能異常	肉類，豆類，酵母，キウイフルーツ，乾しいたけ
セレン（Se）	細胞内過酸化物の分解，グルタチオン酸化，発がん抑制作用	克山症，カシン・ベック病，肝壊死，白筋病	いわし，アワビ，わらび，ミルクチョコレート
亜鉛（Zn）	細胞分裂，核酸代謝，たんぱく質合成各種酵素補助因子	生殖器異常，成長障害，味覚低下，免疫機能低下，創傷治療遅延	魚類，鳥獣肉類，牛乳，玄米，糠，豆類
クロム（Cr）	糖代謝―インスリン膜作用仲介，脂質代謝	耐糖機能低下，動脈硬化症	ひじき，牛肉，いわし
モリブデン（Mo）	キサンチン・ヒポキサンチン代謝	成長遅延	豆類，緑葉類，乾燥わかめ，バナナ

脂溶性ビタミンの生理作用

ビタミン	化学名	主な生理作用	欠乏症	含有食品
A	レチノール レチナール レチノイン酸	ロドプシンの成分＝視覚機能（暗順応），上皮組織，細胞増殖・成長促進作用	夜盲症，角膜乾燥症，成長阻害，免疫能の低下	うなぎ，卵黄
プロビタミンA	カロテン	抗酸化作用		緑黄色野菜
D	カルシフェロール （1.25−(OH)2−D3）	小腸・腎臓でのカルシウムとリンの吸収促進	骨軟化症，乳幼児ではくる病	いわし・さけ等の魚類，きくらげ，乾しいたけ
E	トコフェロール	抗酸化作用，赤血球膜・細胞膜保護	低出生体重児における溶血性貧血，血小板増加症	種実類，植物油，小麦はいが
K	フィロキノン メナキノン	血液凝固因子の活性化，骨形成の促進	出血傾向，血液凝固遅延，新生児メレナ，突発性乳児ビタミンK欠乏症	納豆，緑黄色野菜，海藻類

水溶性ビタミンの生理作用

ビタミン	化学名	主な生理作用	欠乏症	含有食品
B₁	チアミン （TDP）	エネルギー代謝，特に糖質代謝に必要	脚気，ウェルニッケ脳症，コルサコフ症	ぶた肉，豆腐，はいが
B₂	リボフラビン（FAD，FMN）	成長促進，酸化還元反応によるエネルギー代謝，脂肪酸代謝，薬物代謝に関与	成長障害，皮膚症状，口角炎など口内外の炎症，脂漏性皮膚炎	脱脂粉乳，イカナゴ，納豆，肝臓，心臓
ナイアシン	ニコチン酸，ニコチンアミド（NAD，NADP）	酸化還元によるエネルギー代謝，脂質代謝に関与	ペラグラ（皮膚症状，下痢，認知症）	鳥獣肉類，魚類，肝臓
B₆	ピリドキシン （PLP）	たんぱく質・アミノ酸代謝，アミンの生成に関与	口内炎，皮膚炎，神経障害	魚類，肉類，種実類
B₁₂	コバラミン（シアノコバラミン，アデノシルコバラミン，メチルコバラミン）	アミノ酸代謝，拡散代謝に関与，メチル基転移，炭酸固定反応	悪性貧血（巨赤芽球性貧血）	動物性食品にのみ含有 貝類，魚類，肝臓
葉酸	プテロイルモノグルタミン酸（テトラヒドロ葉酸：THF）	拡散，アミノ酸代謝に関与，1炭素単位の転移酵素の補酵素	巨赤芽球性貧血，妊娠初期の欠乏症により胎児の神経管閉鎖障害（二分脊椎，無脳症）	緑黄色野菜
パントテン酸	パントテン酸 （補酵素A：CoA）	アシル基転移酵素の補酵素，糖質代謝・脂肪酸活性化	――――	卵黄，魚卵，納豆などすべての食品に含有
ビオチン	ビオチン	カルボキシラーゼの補酵素炭酸固定反応，転移反応に関与	卵白障害，皮膚症状，神経障害，脱毛	魚介類，らっかせいなど広く含有
C	アスコルビン酸	抗酸化作用（コラーゲン合成，鉄吸収，コレステロール代謝に有効）	壊血病	ピーマン，レモン，柿

健康づくりのための身体活動基準2013（概要）

　ライフステージに応じた健康づくりのための身体活動（生活活動・運動）を推進することで健康日本21（第二次）の推進に資するよう，「健康づくりのための運動基準2006」を改定し，「健康づくりのための身体活動基準2013」を策定した。

○身体活動（生活活動および運動）[※1]全体に着目することの重要性から，「運動基準」から「身体活動基準」に名称を改めた。

○身体活動の増加でリスクを低減できるものとして，従来の糖尿病・循環器疾患等に加え，がんやロコモティブシンドローム・認知症が含まれることを明確化（システマティックレビューの対象疾患に追加）した。

○こどもから高齢者までの基準を検討し，科学的根拠のあるものについて基準を設定した。

○保健指導で運動指導を安全に推進するために具体的な判断・対応の手順を示した。

○身体活動を推進するための社会環境整備を重視し，まちづくりや職場づくりにおける保健事業の活用例を紹介した。

血糖・血圧・脂質に関する状況		身体活動（生活活動・運動）[※1]		運動		体力（うち全身持久力）
健診結果が基準範囲内	65歳以上	強度を問わず，身体活動を毎日40分（＝10メッツ・時/週）	今より少しでも増やす（例えば10分多く歩く）[※4]	—	運動習慣をもつようにする（30分以上・週2日以上）[※4]	—
	18～64歳	3メッツ以上の強度の身体活動[※2]を毎日60分（＝23メッツ・時/週）		3メッツ以上の強度の運動[※3]を毎週60分（＝4メッツ・時/週）		性・年代別に示した強度での運動を約3分間継続可能
	18歳未満	—		—		—
血糖・血圧・脂質のいずれかが保健指導レベルの者		医療機関にかかっておらず，「身体活動のリスクに関するスクリーニングシート」でリスクがないことを確認できれば，対象者が運動開始前・実施中に自ら体調確認ができるよう支援した上で，保健指導の一環としての運動指導を積極的に行う。				
リスク重複者またはすぐ受診を要する者		生活習慣病患者が積極的に運動をする際には，安全面での配慮がより特に重要になるので，まずかかりつけの医師に相談する。				

※1　「身体活動」は，「生活活動」と「運動」に分けられる。このうち，生活活動とは，日常生活における労働，家事，通勤・通学などの身体活動を指す。また，運動とは，スポーツ等の，特に体力の維持・向上を目的として計画的・意図的に実施し，継続性のある身体活動を指す。
※2　「3メッツ以上の強度の身体活動」とは，歩行またはそれと同等以上の身体活動。
※3　「3メッツ以上の強度の運動」とは，息が弾み汗をかく程度の運動。
※4　年齢別の基準とは別に，世代共通の方向性として示したもの。

対象特性別食生活指針

特性別 の分類	主　な　項　目	
生活習慣病予防	・いろいろ食べて生活習慣病予防 ・日常生活は食事と運動のバランスで ・減塩で高血圧と胃がん予防 ・脂肪を減らして心臓病予防 ・生野菜，緑黄色野菜でがん予防 ・食物繊維で便秘・大腸がんを予防 ・カルシウムを十分とって丈夫な骨づくり ・甘い物は程々に ・禁煙，節酒で健康長寿	
成長期	・子供と親を結ぶ絆としての食事—乳児期— ・食習慣の基礎づくりとしての食事—幼児期— ・食習慣の完成期としての食事—学童期— ・食習慣の自立期としての食事—思春期—	
女性（母性を含む）	・食生活は健康と美のみなもと ・次の世代に賢い食習慣を ・家族の食事，主婦はドライバー ・働く女性は正しい食事で元気はつらつ ・「伝統」と「創造」で新しい食文化を	・新しい生命と母に良い栄養 ・食事に愛とふれ合いを
高齢者	・低栄養に気をつけよう ・副食から食べよう ・よく体を動かそう ・おいしく，楽しく，食事をとろう	・調理の工夫で多様な食生活 ・食生活をリズムに乗せよう ・食生活の知恵を身につけよう

（厚生省　1990）

健康づくりのための睡眠指針2014〜睡眠12箇条〜

1. 良い睡眠で，からだもこころも健康に。
2. 適度な運動，しっかり朝食，ねむりとめざめのメリハリを。
3. 良い睡眠は，生活習慣病予防につながります。
4. 睡眠による休養感は，こころの健康に重要です。
5. 年齢や季節に応じて，ひるまの眠気で困らない程度の睡眠を。
6. 良い睡眠のためには，環境づくりも重要です。
7. 若年世代は夜更かし避けて，体内時計のリズムを保つ。
8. 勤労世代の疲労回復・能率アップに，毎日十分な睡眠を。
9. 熟年世代は朝晩メリハリ，ひるまに適度な運動で良い睡眠。
10. 眠くなってから寝床に入り，起きる時刻は遅らせない。
11. いつもと違う睡眠には，要注意。
12. 眠れない，その苦しみをかかえずに，専門家に相談を。

（厚生労働省 2014）

発育・発達過程に応じて育てたい"食べる力"

授乳期・離乳期—安心と安らぎの中で食べる意欲の基礎づくり—
- ○ 安心と安らぎの中で母乳（ミルク）を飲む心地よさを味わう
- ○ いろいろな食べ物を見て，触って，味わって，自分で進んで食べようとする

幼児期—食べる意欲を大切に，食の体験を広げよう—
- ○ おなかがすくリズムがもてる
- ○ 食べたいもの，好きなものが増える
- ○ 家族や仲間と一緒に食べる楽しさを味わう
- ○ 栽培，収穫，調理を通して，食べ物に触れはじめる
- ○ 食べ物や身体のことを話題にする

学童期—食の体験を深め，食の世界を広げよう—
- ○ 1日3回の食事や間食のリズムがもてる
- ○ 食事のバランスや適量がわかる
- ○ 家族や仲間と一緒に食事づくりや準備を楽しむ
- ○ 自然と食べ物との関わり，地域と食べ物との関わりに関心をもつ
- ○ 自分の食生活を振り返り，評価し，改善できる

思春期—自分らしい食生活を実現し，健やかな食文化の担い手になろう—
- ○ 食べたい食事のイメージを描き，それを実現できる
- ○ 一緒に食べる人を気遣い，楽しく食べることができる
- ○ 食料の生産・流通から食卓までのプロセスがわかる
- ○ 自分の身体の成長や体調の変化を知り，自分の身体を大切にできる
- ○ 食に関わる活動を計画したり，積極的に参加したりすることができる

（厚生労働省　楽しく食べる子どもに〜食からはじまる健やかガイド〜　2004）

索　引

■責任編集

倉沢 新一　関東学院大学名誉教授・農学博士

中島 滋　文教大学健康栄養学部 教授・理学博士

■執筆者 (執筆順)

渡邊 美樹　文教大学健康栄養学部 准教授
——————————————————————— (第1章)

大西 淳之　東京家政大学家政学部 教授・博士 (学術)
——————————————————————— (第2章)

中島 滋　文教大学健康栄養学部 教授・理学博士
——————————————————————— (第3章)

松田 早苗　女子栄養大学短期大学部 教授・博士 (栄養学)
——————————————————————— (第4章)

三宅 紀子　東京家政学院大学現代生活学部 教授・博士 (学術)
——————————————————————— (第5章)

田中 弥生　関東学院大学栄養学部 教授・博士 (スポーツ医学)
——————————————————————— (第6章)

高橋 史江　関東学院大学栄養学部 教授・博士 (栄養学)
——————————————————————— (第7章)

福田 ひとみ　帝塚山学院大学名誉教授・学術博士
——————————————————————— (第8章)

倉沢 新一　関東学院大学名誉教授・農学博士
——————————————————————— (第9章)

■編　者
公益社団法人　日本フードスペシャリスト協会
〔事務局〕
〒170-0004　東京都豊島区北大塚2丁目20番4号
　　　　　　橋義ビル4階403号室
　　　　　　ＴＥＬ　03-3940-3388
　　　　　　ＦＡＸ　03-3940-3389

三訂　栄養と健康〔第2版〕

2004年（平成16年）4月1日　　初版発行～第2刷
2006年（平成18年）3月20日　　改訂版発行～第10刷
2015年（平成27年）3月20日　　三訂版発行～第5刷
2020年（令和2年）2月10日　　三訂第2版発行
2023年（令和5年）9月15日　　三訂第2版第5刷発行

編　　者　(公社)日本フード
　　　　　　スペシャリスト協会
発 行 者　筑　紫　和　男
発 行 所　株式会社　建　帛　社
　　　　　　KENPAKUSHA

112-0011　東京都文京区千石4丁目2番15号
　　　　　ＴＥＬ　（03）3944-2611
　　　　　ＦＡＸ　（03）3946-4377
　　　　　https://www.kenpakusha.co.jp/

ISBN　978-4-7679-0661-4　C3077　　　　　亜細亜印刷／愛千製本所

フードスペシャリスト養成課程教科書・関連図書

四訂 フードスペシャリスト論 [第7版]
A5判／208頁
定価2,200円（税10%込）

目次 フードスペシャリストとは 人類と食物 世界の食 日本の食 現代日本の食生活 食品産業の役割 食品の品質規格と表示 食情報と消費者保護

三訂 食品の官能評価・鑑別演習
A5判／264頁
定価2,420円（税10%込）

目次 食品の品質とは 官能評価 化学的評価法（食品成分と品質／評価） 物理的評価法（食品の状態／レオロジーとテクスチャー 他） 個別食品の鑑別

食物学 Ⅰ ―食品の成分と機能― [第2版]
A5判／248頁
定価2,420円（税10%込）

目次 食品の分類と食品成分表 食品成分の構造と機能の基礎 食品酵素の分類と性質 色・香り・味の分類と性質 食品成分の変化 食品機能

食物学 Ⅱ ―食品材料と加工，貯蔵・流通技術― [第2版]
A5判／240頁
定価2,420円（税10%込）

目次 食品加工の原理 各論（穀類・イモ・デンプン／豆・種実／野菜・果実・キノコ／水産／肉・卵・乳／油脂／調味料／調理加工食品・菓子・し好飲料） 貯蔵・流通

三訂 食品の安全性 [第3版]
A5判／216頁
定価2,310円（税10%込）

目次 腐敗・変敗とその防止 食中毒 安全性の確保 家庭における食品の安全保持 環境汚染と食品 器具および容器包装 水の衛生 食品の安全流通と表示

調理学 [第2版]
A5判／184頁
定価2,200円（税10%込）

目次 おいしさの設計 調理操作 食品素材の調理特性 調理と食品開発

三訂 栄養と健康 [第2版]
A5判／200頁
定価2,310円（税10%込）

目次 からだの仕組み 食事と栄養 食事と健康 健康づくりのための政策・指針 健康とダイエット ライフステージと栄養 生活習慣病と栄養 免疫と栄養

四訂 食品の消費と流通
A5判／168頁
定価2,090円（税10%込）

目次 食市場の変化 食品の流通 外食・中食産業のマーチャンダイジング 主要食品の流通 フードマーケティング 食料消費の課題

三訂 フードコーディネート論
A5判／184頁
定価2,090円（税10%込）

目次 食事の文化 食卓のサービスとマナー メニュープランニング 食空間のコーディネート フードサービスマネジメント 食企画の実践コーディネート

フードスペシャリスト資格認定試験過去問題集 年度版
A4判／100頁（別冊解答・解説16頁付） 定価1,430円（税10%込） 最新問題を収載し，毎年2月刊行